Mike Kleiß

More Power

Lauf dich frei!

*Vom übergewichtigen Kettenraucher
zum Marathonläufer –
eine Erfolgsgeschichte*

Copyright 2014:
© Börsenmedien AG, Kulmbach

Gestaltung und Herstellung: Johanna Wack
Buchsatz: Franziska Igler
Lektorat: Christina Borkenhagen
Korrektorat: Egbert Neumüller
Druck: CPI – Ebner & Spiegel, Ulm

ISBN 978-3-86470-178-8

Bibliografische Information der Deutschen Nationalbibliothek:
Die Deutsche Nationalbibliothek verzeichnet diese Publikation in der
Deutschen Nationalbibliografie; detaillierte bibliografische Daten
sind im Internet über <http://dnb.d-nb.de> abrufbar.

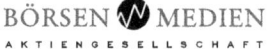

Postfach 1449 · 95305 Kulmbach
Tel: +49 9221 9051-0 · Fax: +49 9221 9051-4444
E-Mail: buecher@boersenmedien.de
www.books4success.de
www.facebook.com/books4success

Inhalt

Inhaltsverzeichnis

Inhaltsverzeichnis

Vorwort

Laufende Fitnessgurus

Ganze Magazine werden mit dem Thema Laufen gefüllt, Krankenkassen fördern den willigen Jogger, und wer sich nicht vornimmt, irgendwann einmal einen Marathon zu laufen, der wird schon fast nicht mehr ernst genommen. Laufen war lange die Sportart für diejenigen, die sich eigentlich Sport nicht leisten konnten. Doch spätestens seit Joschka Fischer ist das Laufen in Deutschland auch bei den Politikern, Managern und Promis angekommen. Eine ganze Industrie verdient mit. In den Achtzigern kam man ganz gut mit einem alten Jogginganzug und Turnschuhen hin. Und auch wieder zurück. Heute geht ohne entsprechende Laufschuhe für verschiedene Böden nichts mehr. Ohne das atmungsaktive Beinkleid und das farblich abgestimmte Shirt läuft nichts. Uns wird erklärt, wie wir laufen müssen, warum wir es wie nicht tun sollten, wie wir uns ernähren müssen. Wir leben in einer Welt der Experten. Hätten wir so viele Läufer wie Experten, hätten die Ärzte in Deutschland recht wenig zu tun. Auch was unsere Gesundheit angeht, hören wir auf Experten. Die müssen es ja wissen. Sie nehmen uns das Denken ab. Das ist deutlich einfacher, als auf den eigenen Körper zu hören. Und wenn ihre Tipps nicht funktionieren, dann haben wir einen tollen Grund, es auf die Experten zu schieben. Nie war eine Ausrede einfacher. Aber ist das wirklich eine sinnvolle Methode, um endlich den inneren Schweinehund zu besiegen?

Meine tickende Laufuhr

Sie war immer da, diese Uhr. Bereits mit 14 Jahren hatte ich unendlich viel Spaß am Laufen. Im Fußballverein nannte mich mein Jugendtrainer Peter stets „die Feuerwehr". Ich war zwar ein mieser Kicker, aber ich war unglaublich schnell. So konnte ich vor allen Dingen schnell Brände löschen. Ich war sehr stolz auf den Titel, den man mir gegeben hatte! Das motivierte mich. In der Folge trainierte ich längere Strecken. Ich lief mit 16 mindestens dreimal die Woche. Acht Kilometer, 10, 12, 15, 20 Kilometer. Und ich fühlte mich unglaublich gut dabei.

So ging es einige Jahre weiter. Ich war fit, ich hatte gefühlte 17 Lauftreffs, ich hatte nie mit Übergewicht zu kämpfen. Schließlich verbrannte ich auch genug. Außerdem war ich auf der Überholspur des Lebens und machte bereits mit Anfang 20 eine grandiose Karriere beim Radio. Und hier, genau an diesem Punkt, begann das Übel. Da ich ja gerade dabei war, ein erfolgreicher Medienmanager zu werden, musste ich sehr viel arbeiten. So blieb für das Laufen gar keine Zeit mehr. Das Thema Ernährung war ja sowieso völlig überbewertet, also aß ich schnell und viel. Ich hatte ja keine Zeit. Alle im Medienzirkus rauchten, also hustete ich mich zu meiner ersten selbstgekauften Schachtel Zigaretten. In den folgenden 20 Jahren packte mich immer wieder mein schlechtes Gewissen als

„die Feuerwehr". Und ich unternahm oft den einen oder anderen Versuch, wieder schnell zu werden. Wenigstens ein bisschen. Immer wieder kaufte ich mir neue Laufschuhe. Von Jahr zu Jahr wurde ich dicker. Von Jahr zu Jahr rauchte ich mehr. Sie wissen ja: Ich hatte doch keine Zeit! Die Karriere! Das Geld! Mein Status! Meine Verpflichtungen! Was sollten denn die Leute denken, wenn ich nicht wenigstens 15 Stunden arbeitete? Anders hätte ich nie den teuren Lebensstandard halten, nie mit den anderen mithalten können.

Ich habe dieses Hamsterrad 20 Jahre nicht verlassen. Und es machte mich krank. Wie es tausende von uns krank macht und noch krank machen wird. Doch an einem Tag im Januar 2012 veränderte sich mein Leben. Ich stieg aus. Und stoppte das sich mittlerweile ultraschnell drehende Hamsterrad. Sowohl mein Körper als auch meine Seele konnten nicht mehr.

Die Zeitbombe: eine gefährliche Kombination

Hätte mir noch vor ein paar Jahren jemand gesagt: „Du bist viel zu dick, du rauchst, du bewegst dich nicht, du arbeitest zu viel" – ich hätte nicht einmal mit dem Kopf genickt. Und hätte mir selbst eingeredet, dass alle wenigstens einen Knall haben. Scheibchenweise hatten mich viele Freunde und Bekannte bereits darauf angesprochen. Hören wollte und konnte ich es nicht. Ich wog 115 Kilo, bei einer Größe von 1,80 m! Ich rauchte am Tag zwischen 20 und 25 Zigaretten, ich schlief schlecht, ich war mit Anfang 40 ein Wrack. Meine berufliche Leistungsfähigkeit nahm so rapide ab, wie ich zunahm. Und ich nahm wöchentlich zu. Die logische Konsequenz waren schlicht Existenzängste. Das Hamsterrad bescherte mir neben all dem, was mich krank machte, nämlich auch etwas eigentlich sehr Gutes: Verantwortung! Verantwortung für eine Familie, ein Haus, zwei Hunde, zwei Autos. Wenn man eines Morgens um fünf Uhr nicht mehr schlafen kann, sich für das verfettete Herz einen viel zu starken Kaffee macht, von Ängsten geplagt, dann gibt es im Grunde nur zwei Möglichkeiten: Das Herz verabschiedet sich entweder für immer oder man spuckt den Kaffee aus und fragt sich, wie man sein Leben wieder in den Griff bekommt. Blitzartig rattern einem alle Expertentipps, die man jemals gehört hat, durch den Kopf. Das Problem: Die Experten beschäftigen sich entweder mit der Ernährung oder mit dem Sport oder geben Tipps, um das Rauchen aufzugeben. Und alle haben eine eigene Philosophie. Wenn man alle drei Faktoren angehen muss, geben viele an dieser Stelle bereits auf. Denn es kostet Arbeit und wenigstens Zeit, das alles zusammenzubringen. Und so tickt die Zeitbombe weiter!

Kein Ratgeber, eine Lebenseinstellung – eine Lösung

Um es vorwegzunehmen: es gibt einen Weg, daraus auszubrechen. In 15 Monaten habe ich fast 40 Kilo Gewicht verloren. Und das, obwohl ich aufgehört habe zu rauchen. Zeitgleich habe ich mit dem regelmäßigen Laufen angefangen. Ich bin bereits dreimal einen Marathon gelaufen, und es werden pro Jahr zwei mehr werden. Die medizinische Abteilung des 1.FC Köln bescheinigt mir einen Fitnesslevel von 92. Die Klitschkos erreichen einen Wert von 96! Mein Körperfettanteil liegt unter zehn Prozent. Vor 15 Monaten waren es 28! Unsere Kommunikationsagentur ist erfolgreicher denn je. Ich habe mir während der „Verwandlung" immer wieder Notizen gemacht. Zunächst für mich selbst. Zur eigenen Kontrolle. Und es war nicht geplant, daraus einmal Buch zu machen. Es soll nicht der nächste Ratgeber sein, der besserwisserisch daherkommt. Ich möchte mich nicht einreihen in die lange Liste der Experten, denen ich selbst nicht mehr zuhören konnte. Ich möchte Ihnen nur davon erzählen, dass es möglich ist. Es ist möglich, alle drei Felder gleichzeitig zu bearbeiten. Endlich rauchfrei durchs Leben zu laufen, Gewicht zu verlieren, durch das Laufen wieder auf gesunde Art und Weise Höchstleistungen vollbringen zu können. Das Laufen ist hier sicher das zentrale Thema und vor allen Dingen meine Kernbotschaft: „Das Laufen ist nicht zum Denken da!" In diesem Buch werden Sie keine Trainingspläne finden, keine Ernährungstabellen, keine Tschakka-sind-wir-alle-gut-drauf-Sprüche! Sie werden sich vielleicht einfach wiedererkennen, ganz oder wenigstens teilweise. Und wenn Sie es durch dieses Vorwort geschafft haben, dann schaffen Sie den Rest auch. Denn Sie haben bereits den ersten Schritt getan. Sie haben begonnen, Ihr Schicksal selbst in die Hand zu nehmen!

Ihr
Mike Kleiß

Interview mit Dr. Paul Klein

Bevor ich Sie mit auf meine persönliche Reise nehme, einen Weg, der mich bis heute begleitet, gibt es eine Sache, die mir persönlich besonders am Herzen liegt, im wahrsten Sinne des Wortes. Der amerikanische Erzähler und Satiriker Mark Twain hat einmal gesagt: „Sei vorsichtig beim Lesen von Gesundheitsbüchern, der kleinste Druckfehler kann dein Tod sein." Ich interpretiere das so: Wir sollten uns nicht von Expertentipps und Fitnessgurus abhängig machen. Darum kann es nicht gehen. Es geht darum, einen Anfang zu machen. Es geht darum, seinen eigenen Weg zu gehen, genau in sich selbst hineinzuhören. Am Ende geht es darum, gesund zu werden, gesund zu sein, gesund zu bleiben. Und leider gibt es dafür kein Patentrezept, keine allgemeingültige Formel. Als ich im Januar 2012 mit dem Laufen anfing, ging es mir nur um meine Gesundheit. Die körperliche und die seelische. Um Sicherheit und Klarheit über meinen Zustand zu bekommen, suchte ich einen Sportarzt auf. Ich hatte riesiges Glück, in Dr. Paul Klein, dem Vereinsarzt des 1.FC Köln, einen Arzt zu finden, der mich nicht nur bestens durchcheckte und beriet.

Er ist einer derjenigen Ärzte, die „anders" denken. In meinen Begegnungen mit ihm wurde mir klar: Dr. Klein teilt in weiten Teilen meine Philosophie, meine Einstellung, meine Haltung. Um maximale Sicherheit zu haben, tut es gut, Klarheit über den Gesundheitszustand zu haben. Das ist in meinen Augen ein perfekter Anfang, wenn man sein Leben grundlegend verändern will. Sich mit dem eigenen Körper auseinanderzusetzen, war mein Anfang. Daher habe ich Dr. Klein noch einmal aufgesucht, als ich dieses Buch schrieb. Um ihm zu danken. Und um ihm einige Fragen zu stellen, die für mich bis heute eben an den Anfang gehören. An den Anfang einer Reise, somit auch an den Anfang dieses Buches.

Mike Kleiß: *Herr Dr. Klein, als ich das erste Mal bei Ihnen war, hatte ich bereits mit dem Rauchen aufgehört, Gewicht verloren, war losgelaufen. Ich erzählte Ihnen von meinem Ziel, sogar eines Tages pro Jahr zwei Marathons laufen zu wollen. Einen im Frühjahr, einen im Herbst. Einfach um ständig im Training zu bleiben. Was haben Sie damals gedacht?*

Dr. Paul Klein: Das ist erst einmal eine ganz tolle Geschichte. Das Abnehmen ist ja auch erst einmal wichtig, damit man überhaupt laufen kann. Es ist gut, zunächst einmal sanft zu beginnen. Ernährungsumstellung, leichte Sportarten wie Crosstrainer, Aqua-Gymnastik, einfach um die Gelenke zu schonen. Sonst hat man nämlich eventuell das nächste Problem. Und dann kann man guten Gewissens langsam zu laufen anfangen. So, wie Sie es geschafft haben, ist das einfach sensationell. Es braucht eben eine gewisse Konsequenz in den Dingen, die man sich vorgenommen hat. Ich finde es aber auch gut, dass Sie vorbeigekommen sind, um sich durchchecken zu lassen. Dass Sie sich gefragt haben: „Worauf muss ich achten, was kann ich verbessern?", einfach um sich nicht eine Verletzung einzufangen, die man ja nun wirklich nicht gebrauchen kann.

Was macht das Laufen so besonders, so effektiv? Was ist der Unterschied zu anderen Sportarten?

Laufen ist ein Sport, den man allein betreiben kann. Was schon gut ist. Man ist nicht abhängig von anderen Faktoren. Man hat, anders als beim Fußball, nicht das Problem, dass einen andere Leute foulen, abgrätschen. Man hat nicht ständig im Kopf: „Schnell, schnell, ich muss den Ball noch erreichen." Das Laufen ist eine nach vorn geführte Geradeausbewegung. Auch das ist gut für die Gesundheit, hat nur einen Nachteil: Beim Laufen springt und landet man, was für die Knochen eine andere Belastung ist als beim Fahrradfahren oder auf dem Crosstrainer. Man kann beim Laufen aber prima Kalorien verbrennen und es ist deutlich gesünder für die Gelenke als die typischen „Stop-and-go"-Sportarten.

Was muss man gerade am Anfang beachten, wenn man sich entschieden hat, loszulaufen?

Gerade am Anfang muss der Körper sich daran gewöhnen, dass ganz andere Belastungen auf ihn zukommen als beim normalen Gehen oder beim Fahrradfahren. Man kann häufig beobachten, dass die Leute zu schnell zu viel wollen. Es gibt welche, die sagen sich: „Ich bin jetzt eine Stunde Rad gefahren und habe das Gefühl, ich habe auch Luft, um eine Stunde zu laufen" – und machen das dann auch. Solche Menschen kommen dann oft mit sogenannten Überlastungsphänomenen zu mir. Das geht bis hin zu Überlastungsbrüchen. Auch den Kreislauf muss man langsam an die Belastung anpassen. Der ganze Körper muss sich umgewöhnen. Und das braucht einfach eine gewisse Zeit. Ich kann nur sagen: langsam anfangen! In der Regel erst einmal mit 15 Minuten, unterteilt in eine Minute laufen, eine Minute gehen und schauen, wie der Körper darauf reagiert. Dann steigert man das Stück für Stück, der Körper gibt entsprechend Rückmeldung. Es ist unheimlich wichtig, dass der Mensch in sich hineinhört und sich fragt: „Was sagt das Knie, was sagt der Fuß, was sagen die Muskeln? Ist es zu viel? Ist alles okay?" Und es ist hilfreich, wenn man jemanden hat, mit dem man sich austauschen kann, der das alles einordnen kann. Ein Physiotherapeut oder ein Trainer, auch gerne ein Arzt. Am besten alle in Kombination.

Das „in sich Hineinhören" bringt mich auf eine entscheidende Frage! Bei mir war es so, dass ich gerade am Anfang das Gefühl hatte, mein Körper wolle mir signalisieren: „Hey, mir reicht's eigentlich. Mach lieber wieder so weiter wie all die Jahre, das war viel gemütlicher." Und er sandte mal ein Ziehen ins Knie oder leichte Kreuzschmerzen, um das zu untermauern. Früher hätte ich sofort aufgehört, wäre auch danach nicht weitergelaufen und wieder im alten Trott gelandet. Ich bin meinem Körper aber dieses Mal bewusst nicht auf den Leim gegangen. Bin weitergelaufen, nur eben etwas langsamer! War das eine gute Idee?

Das Problem ist leider, übrigens auch in der Medizin, dass man oft erst im Nachhinein schlauer ist. Bei Ihnen hat das geklappt, aber ich kenne auch viele, die sind trotz Schmerzen

gelaufen und zeigten dann die typischen Überlastungs-
erscheinungen. Die Wahrheit ist: Es ist immer ein schmaler
Grat. Wissen Sie, wenn Sie trainieren und merken nicht,
dass Sie trainiert haben, dann war es auch nicht so effektiv.
Und Sie kommen nicht voran. Aber man ist eben auch sehr
schnell dieses eine Stückchen drüber, über der Grenze. Und
dann kann es sehr schnell negative Auswirkungen haben.
Es ist immer wichtig zu überprüfen: Wie ist es mit der Belastung während des Trainings und wie ist es danach? Be-
schwerden müssen in jedem Fall einen, spätestens zwei Tage
später wieder verschwunden sein. Sonst war es eindeutig zu
viel! Und es ist kein Problem, ein wenig abgespeckt weiter-
zumachen, Hauptsache, man kommt weiter. Sie sollten sich
und Ihr Trainingsprogramm immer wieder hinterfragen. Sie
müssen Ihre Entwicklung immer überprüfen, sich sensibel
damit beschäftigen. Wissen Sie, wenn ich jetzt direkt 100 Kilo
drücken würde, würden sich meine Sehnen auch direkt
melden. Keine Frage!

*Die Frage der Belastung, des Maßhaltens, wann muss oder sollte
sich der Körper erholen – das ist ja ein ganz eigenes Thema.
Ärzte und Experten sind sich praktisch alle einig: Pausen sind ein
unbedingtes Muss. Ich aber hatte bereits nach vier Monaten
beschlossen, wirklich jeden Tag zu laufen. Ich kann auch beim
Laufen regenerieren. Dann laufe ich eben einfach langsamer.
Kann man das so machen?*

Ja, das kann man. Das ist alles eine Frage der Geschwindigkeit und der Belastung. Es gibt die klassischen Regenerati-
onsläufe, die Profisportler ja auch machen. Im Fußball kenne ich das natürlich, da laufen sich die Spieler nach dem

Spiel aus. Da kommt es nicht auf die Länge der Strecke an, es muss auch nicht wahnsinnig schnell sein, aber aktiv regenerieren – das ist das Zauberwort! Ich bin der Meinung, dass man keine absolute Pause braucht. Man läuft ja nicht den ganzen Tag! Dazu kann man natürlich noch in die Sauna gehen, ab und zu zum Masseur, der einen auflockert. Das geht alles. Sonst könnte ja kein Profisportler weiter aktiv sein, kein Fußballspieler seinem Beruf nachgehen. Es ist immer die Frage des Maßhaltens. Wie im richtigen Leben.

Das Buch heißt „More Power – Lauf dich frei!". Und besonders wichtig ist mir hier der tatsächliche Freiheitsaspekt. Mir hat das Laufen die Freiheit vom Rauchen zurückgegeben, von zu viel Zucker, von den sogenannten Alltagssüchten. Kann man sich wirklich „freilaufen"? Kommt man durch das Laufen aus Abhängigkeiten heraus? Teilen Sie diese These?

Ja. Unbedingt. Das ist so. Wobei man als Suchtmensch natürlich auch wieder aufpassen muss, dass das Laufen nicht auch wieder zur Sucht wird. Aber ich finde es letztendlich auch völlig okay, wenn man ungesunde Süchte durch gesunde Süchte ersetzt. Ich kenne viele, die das Laufen für sich entdeckt haben. Die es als Freiheit empfinden. Und sogar sagen, dass sie unruhig, teilweise sogar ungehalten werden, wenn sie nicht laufen können. Weil es ihnen einfach guttut. Man bekommt durch das Laufen einfach ein ganz anderes Körpergefühl, setzt sich anders mit seinem Körper auseinander. Man kann sich so in der Tat viel eher von Süchten befreien. Man merkt sofort, dass die Leistungsfähigkeit schwindet, wenn man wieder anfängt zu rauchen oder sich schlecht zu ernähren. Und das wird einen gesunden Menschen derart nerven, dass er sich von den Süchten wieder distanziert. Ich finde es toll, wenn man sich danach richtet, dass es einem gut geht. Das ist ein tolles Ziel. Das gilt es zu erreichen.

Es gibt ja viele prominente Vorbilder, die das Laufen für sich entdeckt haben: Johannes B. Kerner, Markus Lanz, die Autorin Hera Lind, Bahnchef Grube, um nur einige zu nennen. Auch im Topmanagement ist das Laufen sehr beliebt. Warum ist das gerade in diesen Berufen so?

Na ja, gerade diese Leute sind ja unheimlich viel unterwegs und haben recht wenig Zeit. Toll ist doch: Man braucht nur eine Laufhose, ein Shirt, ein paar Laufschuhe und kann überall laufen. In der Stadt, auf dem Land, egal wo! Das ist eben auch Freiheit! Schon beim Radfahren brauchen Sie entsprechendes Material, da haben Sie schon das Platzproblem auf Reisen. Es ist letztendlich ein unheimlich effektives Training. Man verbrennt in kurzer Zeit recht viele Kalorien. Und darauf kommt es Leuten in solchen Berufen ja oft an. Allerdings: Das Zeitproblem wird ja auch immer von Otto Normalbürger als Ausrede vorgeschoben. Wie man sieht, ist das wirklich nur eine Ausrede. Auch die sogenannten Topmanager kriegen das ja hin. Wichtige Aspekte sind auch, dass Sie an der frischen Luft sind und der Sport gelenkschonend ist – alles gute Argumente für das Laufen und die Freiheit!

Viele scheitern oft an ihrem „inneren Schweinehund". Das bedeutet, sie können sich nicht dazu motivieren, wirklich dranzubleiben. Als Mannschaftsarzt des 1. FC Köln müssen Sie doch sicher auch ab und zu gewisse Tricks anwenden, um den einen

oder anderen zu motivieren. Manchmal gerät auch ein Profi-
spieler in ein Tief. Welche Technik kann man da von einem
Profi wie Ihnen übernehmen?

Das Problem ist: Motivation muss immer von innen kommen, die können Sie nicht verordnen. Sie müssen sich immer wieder die Frage stellen: „Warum mache ich das alles,
und was bringt es mir?" Im Fußball habe ich manchmal
das Problem, dass manche Spieler nicht wirklich alles dafür tun, um für sich weiterzukommen. Da denken sich einige: „Hey, ich bin jetzt bei einem tollen Verein, verdiene
gutes Geld, aber ... das Nachtleben ist auch schön." Ist ja
auch nett: Wenn man bekannt ist, hat man mit den Mädels
keinen Ärger, die kommen von allein. Gerade bei jungen
Spielern kommt dann sehr schnell, zu schnell, die Zufrie-
denheit. Die trainieren zwar beim Fußballtraining, aber
machen ansonsten nichts dafür, ihrem Körper weiterzu-
helfen. Und dann ist das Scheitern quasi vorprogrammiert.
Leider. Ich wende ab und zu folgenden Trick an, ich sage
ihnen: „Schau mal, wenn du dies noch machst, und diese
Übung, und hierauf achtest, dann kannst du noch besser
werden! Dann kommst du eher in die Mannschaft, be-
kommst oder behältst deinen Stammplatz." Der Rest läuft
über Eigenmotivation. Und die Eigenmotivation ist auch
wichtig fürs Laufen. Wenn man erkennt, dass man vor-
wärtskommt, man mehr Freiheit erlangt, Stück für Stück,
besser wird, dann motiviert das unendlich.

Kommen wir mal zum Thema Ernährung. Auch ich habe, wie so
viele Menschen, alle Diäten der Welt ausprobiert. Keine hat zu
etwas geführt – außer einem schönen Jo-Jo-Effekt. Aber wie sieht

eine dauerhaft gesunde Ernährung aus, ohne Diät? Verraten Sie uns die kleinsche Faustformel?

Die gibt es so in der Form natürlich nicht! Was ich aber ganz sicher weiß, ist Folgendes: Trinken Sie möglichst wenig Alkohol und lassen Sie Kohlenhydrate gegen Abend einfach weg. Wenn man das macht, dann hat man schon viel gewonnen. Da purzeln die Pfunde automatisch, ohne dass Sie Sport treiben. Wenn Sie sich zusätzlich noch bewegen, perfekt. Tagsüber braucht man Kohlenhydrate, gerade am Morgen und auch mittags. Aber sonst: einfach weglassen. Ausgewogene Ernährung ist wichtig, die mediterrane Küche ist immer eine gute Idee. Und das reicht dann auch eigentlich schon. Sie müssen keine Punkte zählen oder nur noch Omega-3-Fettsäuren zu sich nehmen, etwas Fleisch darf sein, ein bisschen Fisch, viel Gemüse, Salate. Ruhig auch mal etwas Süßes zwischendurch. Das ist völlig okay. Das muss manchmal auch sein. Das motiviert ebenfalls. Nach dem Motto: Heute ist Donnerstag, ich habe gut gearbeitet, jetzt gönne ich mir ein Stück Käsekuchen. Das gehört einfach dazu. Man sollte nicht zu verbissen in den Dingen sein.

Mich hat immer dieses Schubladendenken gestört, dass viele Experten und Ratgeber davon ausgehen, dass alle Menschen gleich sind. Dass gerade für Sport und Ernährung Regeln gelten, die für alle gleich gut funktionieren. Wie ist Ihre Haltung als Arzt dazu?

Gut, es gibt Dinge, die fast in Stein gemeißelt sind, das glaube ich schon. Dinge, auf die es ankommt. Laktatwerte sind ein wichtiger Faktor, Ergometrie spielt eine wichtige Rolle, zu schauen, was der Trainingszustand macht. Es ist aber keine

Frage, dass das bei jedem anders ist, man immer den einzelnen Menschen sehen muss. Tabellen wird es immer geben. Sie sind aber meiner Meinung nach nicht mehr als Anhaltspunkte. Man kann sich nicht stur an diese Dinger halten. Das wäre fatal. Man darf auf keinen Fall katalogisieren.

Als ich vor Kurzem wieder bei Ihnen war und mir die Werte so anschaute, da dachte ich mir: „Was ist der Körper für ein irres Ding. Der kann ja unheimlich viel leisten, wenn man es nur will." Körperfettanteil von 28 Prozent auf 8 Prozent runter, Fitnesslevel von 92 – die Klitschkos liegen bei 96. Kann das wirklich jeder schaffen?

Ich glaube schon, dass das jeder schaffen kann. Der eine braucht mehr, der andere weniger Zeit dazu. Natürlich nur mit entsprechenden Maßnahmen. So, wie Sie es auch geschafft haben. Man braucht ja auch nicht viel dazu! Sie brauchen Bewegung und eine gescheite Ernährung. Klingt einfach, ist es am Ende auch.

Was würden Sie Menschen, die dieses Buch lesen, die sich entschieden haben, etwas zu verändern, mit auf ihren persönlichen Weg geben?

Machen Sie einen kompletten Gesundheitscheck, bevor Sie loslaufen. Gerade wenn Sie rauchen und es aufgeben wollen. Gerade wenn Sie zu viel Gewicht haben. Lassen Sie überprüfen, ob mit Herz und Lunge alles in Ordnung ist. Wie sehen die Gelenke aus? Auch wichtig! Wenn man 160 Kilo wiegt, ist das Laufen zunächst nicht die richtige Sportart. Sie müssen erst einmal das Gewicht reduzieren. Aquajogging oder

Radfahren ist da vielleicht als Start eine gute Alternative. Wenn Sie etwas Kondition aufgebaut haben, etwas weniger Kilos haben, dann fangen Sie langsam mit dem Laufen an. Langsam ist überhaupt ganz wichtig! Nicht zu viel wollen! Ich sehe ganz viele, die im Frühjahr zu mir kommen. Die haben im Winter nichts gemacht, das Wetter war schlecht, und dann kommen sie mit Ermüdungsbrüchen am Fuß oder am Kniegelenk zu mir. Der Körper ist eben auch ein fauler Hund! Der macht immer nur das Nötigste, wenn man ihn nicht fordert. Wenn er merkt, aha, der Knochen da unten kriegt nicht wie immer diese Stauchung wie beim Laufen – dann baut er einfach Kalk ab. So wie auch die Muskelmasse abnimmt, wenn man seine Muskeln schont. Das ist beim Knochen auch so, der stellt sich auf die Situation ein. Und wenn man dann zu schnell zu viel will, dann ist der Knochen noch nicht darauf eingestellt – oft sind Ermüdungsbrüche die Folge. Auch die Sehnen werden so gerne mal überlastet.

Kommunizieren Sie regelmäßig mit Leuten, die etwas vom Laufen verstehen. Die Ihnen Rückmeldung geben. Dazu gehört unter anderem sicher auch immer wieder der Arzt. Hören Sie immer wieder in sich hinein, hören Sie auf Ihren Körper. Sie müssen lernen, die Signale einzuordnen, die Ihnen Ihr Körper gibt. Das ist wirklich ein Lernprozess! Das würde ich Ihnen gerne mit auf den Weg geben. Viel Erfolg!

1.

Das Geheimnis? – Kein Geheimnis!

Heute Morgen klingelte der Schornsteinfeger. Wie immer um diese Jahreszeit stand die Überprüfung der Heizungswerte an. Er hatte mich seit etwas über einem Jahr nicht gesehen, und so reagierte er auf mich wie viele andere auch: Er stand mit offenem Mund vor mir und brachte zunächst nur heraus: „Da hat aber der Herr Kleiß ganz schön abgenommen." Immer wieder erlebe ich, dass Menschen zunächst unsicher werden, wenn sie mich jetzt sehen. Da ich 40 Kilo verloren habe, stellen sich einige sogar die Frage, ob ich erkrankt sei. In meinem Alter hat man es ja leider teilweise schon oft mit Krebs oder anderen üblen „Kollegen" zu tun. Vor einigen Wochen stürmte sogar Mustafa aus meinem einstigen Lieblings-Dönerladen auf die Straße, drängte sich vor mich und fragte schüchtern, ob mit mir alles in Ordnung sei oder ob ich krank sei? Immer wieder erlebe ich, dass Menschen also doch genau hinsehen. Dass sie bemerken, wenn sich etwas verändert. Ich stelle jedoch auch fest, dass vielen erst dann etwas auffällt, wenn eine starke Veränderung stattgefunden hat. In meinem Fall eben 40 Kilo. Positiv ist jedoch, dass sich Menschen dann mit dem Thema Gesundheit auseinandersetzen, wenn der erste „Schock" einmal überwunden ist. So auch der Schornsteinfeger. Ich führte ein langes Gespräch mit ihm. Und natürlich wollte er wissen, wie ich das alles geschafft hatte, was mein Geheimnis sei.

Mir ist in den letzten Monaten aufgefallen, dass sich beinahe jeder Mensch mit den Themen Gewicht, Gesundheit, Ernährung in irgendeiner Form auseinandersetzt. Erschreckend ist jedoch, dass es jeder fast nur für sich tut und mit sich ganz allein ausmacht. Viele sind ein Leben lang auf der Suche nach dem Erfolgsrezept, nach der Superdiät, nach dem Wunderheiler, der ihnen zusätzlich das Rauchen abgewöhnt, dem persönlichen Detlef D! Soost, der sie täglich zum Sport treibt. Selten, sehr selten, wird darüber gesprochen. Trifft man jedoch jemanden, der sein Leben verändert hat, der es „geschafft" hat, dann fangen Menschen an zu reden, stellen Fragen. Es hat sicher damit zu tun, dass der, der sein Ziel sichtbar erreicht hat, eine große Glaubwürdigkeit bekommt. Gut aussehende Experten, die nie dick waren, nie geraucht haben, nie Probleme hatten, die gibt es wie Sand am Meer. Man glaubt ihnen nicht mehr. Spätestens nachdem man selbst wieder Gefangener des Jo-Jo-Effekts geworden ist, Geld ausgegeben hat, für sich selbst gescheitert ist.

Merkwürdig ist, dass man immer nach dem „Geheimnis" sucht. Nach der Rezeptur, die alles wieder in Ordnung bringt. Auch mir ging es so. Ich war jedoch nie der, der alles ausprobieren muss. Irgendwie habe ich immer vermutet, dass eine Diät nur für kurze Zeit zum Erfolg führt. Nachhaltig ist sie nicht. Das würde schon gegen die Philosophie einer Diät verstoßen. Denn bei Diäten darf es gar nicht darum gehen, Menschen gesund zu machen. Dann würden nämlich ganze Industriezweige sterben, die mit diesem Thema Profit machen.

Letztendlich sind wir alle gefangen. Lassen uns fangen. Vom Marketing der Industrie, von unseren eigenen Süchten. Wir brauchen scheinbar Experten, die uns eine heile Welt versprechen, uns retten, uns helfen können. Wir brauchen Essen, das „glücklich macht", wir rauchen, weil es uns scheinbar entspannt. Und das ist nur einer der Gründe, warum dieses Buch „Lauf dich frei" heißt! Ich bin fest davon überzeugt, dass wir uns frei machen müssen. Von Süchten, von Botschaften der Industrie, von Abhängigkeiten, die nicht gut tun. Und die Wahrheit ist: Das ist wohl alles viel schwieriger als jede Diät, schwieriger als jedes Fitness- und jedes Rauchentwöhnungs-Programm.

Um Ihnen gleich die erste Hoffnung zu rauben, direkt im ersten Kapitel: Das Geheimnis, das Geheimrezept, sich frei zu machen, von Gewicht, vom Rauchen, von schlechter Ernährung, liegt in uns selbst! Das mag esoterisch klingen. Ich kann Sie an dieser Stelle jedoch beruhigen: Ich bin es nicht. Und ich werde es nie werden. Sie müssen im Verlauf dieses Buches keine Wünsche ans Universum richten, auch die Engel müssen Sie nicht befragen. Sie werden sich jedoch wiederfinden, da bin ich mir sicher.

Wenn es um das Geheimnis geht, ist es zunächst wichtig, klar und deutlich zu sagen: Jeder, der Übergewicht hat und behauptet, sich wohl in seiner Haut zu fühlen, belügt sich selbst. Und im Zweifel auch sein Umfeld. Jeder, der behauptet, dass er gerne raucht, hat aufgegeben, sich der Sucht unterworfen. Jeder, der ernsthaft behauptet, dass Fast Food eine tolle Sache ist, hat ein gestörtes Verhältnis zum Thema Ernährung. Eigentlich ist es gar kein Geheimnis: Wir haben alle mehr oder weniger perfekt gelernt, Ausreden zu finden, um uns selbst und natürlich auch unser Umfeld zu beruhigen. Süchtige sind Weltmeister im Ausreden finden!

Fragen Sie mal einen Alkoholiker, ob er süchtig ist. Sagen Sie ihm mal, dass er zu viel trinkt. Sie werden erleben, wie Sie eine Flut von scheinbar vernünftigen Argumenten für das Saufen aufgetischt bekommen. Und das beginnt bei dem Glas Rotwein, das angeblich so gesund ist. Dieses eine Glas Rotwein enthält 12-13 Prozent Alkohol, also Gift für den Körper, und außerdem etwa 300 Kalorien. Erstaunlich ist, dass uns sogar Ernährungswissenschaftler weismachen wollen, dass ein Glas Rotwein am Tag gesund sei. Beinahe grandios ist, dass nicht nur der Alkoholiker selbst jedes Argument pro Alkohol kennt. Sein ganzes Umfeld, seine Familie zieht mit, benutzt dieselben Argumente. Man spricht in diesem Zusammenhang auch von Co-Abhängigkeit. Gehören auch nur zehn Menschen zum engen Umfeld des Süchtigen, so haben wir es mit zehn Multiplikatoren zu tun, die falsche und schädliche Botschaften in die Welt setzen. Und eines Tages kommt eine dieser Botschaften, gekoppelt mit denen aus Werbung, TV und so weiter, auch bei Ihnen an.

„Ich mag jedes Pfund an mir!" Eine Ausrede, die ich immer gehasst und doch oft selbst benutzt habe. Warum auch nicht, es ist ja so wunderbar einfach. Diese Ausrede ist deshalb so bequem, weil sie im wahrsten Sinne des Wortes dehnbar ist! Sie bedeutet übersetzt: Ich kann so viel essen, wie ich will, und wenn es immer mehr Pfunde werden, wird die Zuneigung nur noch größer. Dieser Satz ist so etwas wie ein Freifahrtschein für die Verfettung des eigenen Körpers. Eine völlig kranke Haltung. Und auch hier ist das Geheimnis, dass man diese Haltung verändern muss. Und das Groteske ist, es erscheint völlig logisch. Und die Frage ist: Warum tut man es nicht einfach? Warum verändert man seine Haltung nicht einfach wieder?

„Ich belohne mich mit gutem Essen!" Diese Ausrede war über Jahre hinweg mein Favorit. Besonders nach stressigen Arbeitstagen im Sender. Radio ist schnell. Das schnellste Medium, das wir haben. Radio ist ein ständiger Kampf gegen den Uhrzeiger, da muss auch das Essen schnell gehen. Muss es natürlich nicht, auch wieder eine Ausrede, aber man findet ja so seine Gründe. Hätte ich mich wirklich mit gutem Essen belohnt, wäre ich sicher nicht derart dick geworden. Leider kam niemand auf die Idee, mir zu sagen: „Wie? Du belohnst Dich mit gutem Essen? Mit viel Gemüse, Fisch, Hühnchen, etwas Obst als Nachtisch? Das ist ja toll!" Wahrscheinlich hätte ich die Ironie gar nicht verstanden. Oder ich hätte sie ignoriert. Natürlich war die Belohnung mit gutem Essen eher ein schöner Burger, gerne auch zwei oder drei davon. Gerne auch das gute Kantinenessen. Viel Fett, dicke Soßen, massig Kohlenhydrate. Wenn ich viel Zeit hatte, ging ich abends zu meinem Lieblingsitaliener, der selbst gemachte Pasta servierte. Oder Pizza, hauchdünn, im XXL-Format. Das nannte ich „Soul Food". Gutes Essen für die Seele, zur Belohnung. Glücklich ging ich danach ins Bett. Um die Belohnung für den harten Tag abzurunden, knabberte ich zufrieden unter der Decke noch eine Tüte Weingummi. Und in der Nacht überließ ich es meinem Körper, mit den Massen an Belohnung klarzukommen. Ja ich erlaubte ihm sogar, all die Glücksstoffe zu bunkern. Was mich jedoch wunderte, war, dass ich meist sehr schlecht schlief und am nächsten Morgen kaputt war. Dass mein Körper die ganze Zeit durchgearbeitet hatte, war mir nicht bewusst. Es kam vor, dass ich mich mitten in der Nacht mit einer Tafel Schokolade zusätzlich belohnen musste. Ich war – wie vielleicht die meisten von uns – ein absoluter Zuckerjunkie, ohne es zu wissen. Industriezucker ist eine regulär zugelassene Droge, die in unglaublich vielen Lebensmitteln enthalten ist. Und vor allen Dingen in Massen! Im Halbschlaf atmete ich eine Tafel Schokolade weg und legte mich noch glücklicher wieder ins Bett. Und das schlimmste daran war: Ich merkte überhaupt nicht, was ich meinem Körper alles zumutete. Am nächsten Morgen begann mein Tag dann meist mit einer schönen Zigarette zum Kaffee.

„Die erste Zigarette am Tag ist immer die beste!" – „Nach dem Essen eine Verdauungszigarette, lecker!" Als passionierter Raucher kann man darauf einfach nicht verzichten. Jemand, der nie geraucht hat, kann das nicht verstehen. Und das ist auch gut so. Ich konnte das verstehen. Ich war sozusagen der Erfinder solcher Ausreden. Ich lebte sie. Jeden Tag. 20 Jahre lang. Ich blendete völlig aus, dass die erste Zigarette am Morgen schmeckte wie ein Sack toter Ratten, dass meine Lunge flach wie ein Blatt Papier wurde, nein, wie zwei Blätter Papier, die zusammengeklebt worden waren. Es waren echte Schmerzen, Atemnot. Wäre ich Nichtraucher gewesen und hätte diese Kurzatmigkeit erlebt, ich hätte den Notarzt gerufen. Aber als Raucher? Jeden Morgen den Notarzt? Wohl eher nicht. Lieber noch eine zweite Kippe an, schnell, dann ab ins Auto. Die zweite Zigarette tut auch gar nicht mehr so weh. Sie schmeckt sogar ein bisschen besser.

Die Verdauungszigarette war immer eine der letzten des Tages für mich. Und sie musste sein, gerade nach einem Belohnungsessen. Der krönende Abschluss. Was habe ich nicht alles auf mich genommen, um diesen Genuss wirklich genießen zu können. Ich stand bei Minusgraden vor Restauranttüren im Schnee. Ich weiß nicht, wie oft ich im Regen gestanden habe. Wie oft ich die Hälfte der Krönungszigarette austreten musste, weil mich der Geschäftspartner im Restaurant wieder zu sich rief. Irgendwann hatte ich den Bogen raus und hob mir die Verdauungszigarette fürs Auto auf. Hier störte mich niemand. Hier gab es kein Nichtrauchergesetz, hier war ich das Rauchergesetz. Und ich konnte nach Herzenslust rauchen. Bis mir die Glut vor Gier auf die Anzughose fiel und sich durch den edlen Stoff fraß. Es war egal. Es war einfach egal, denn schließlich ging es um Lebensqualität. Da konnte so ein Armani-Anzug in Größe 56 schon mal draufgehen. Das ist eben Raucherrisiko. Als leidenschaftlicher Raucher ignorierte ich, dass mein Großvater unter anderem durch die Folgen des Rauchens gestorben war. Ich verdrängte, dass ich mit 16 Jahren zwei Wochen im Krankenhaus neben einem Mann gelegen hatte, dem bereits ein Bein amputiert worden war. Das zweite sollte noch gerettet werden. Aus dem Stück Fleisch mit Fuß daran drangen Flüssigkeiten nach außen, die man kaum beschreiben kann. Der Gestank des Beins, das sich schon aufgegeben hatte, war derart unerträglich, dass ich mich in ein anderes Zimmer verlegen ließ. Beim Gedanken an diesen Anblick, an diese Erfahrung, machte ich mir noch drei Wochen vor meiner letzten Zigarette eben genau eine solche an. Sonst hält man das schlechte Gewissen nicht aus. Denkt man.

Wie jeder dicke, unsportliche Ernährungsdummie und Genussraucher hatte auch ich lichte Momente. Momente der Besinnung und Ruhe. Momente, da weiß man, so kann es einfach nicht weitergehen. Man weiß plötzlich, wie es geht. Man weiß genau, dass man dieses Mal auf die Familie und Freunde hört und in jedem Fall, spätestens zu Silvester, mit dem Rauchen aufhört. Man ist sich ganz sicher, dass man dem „Geheimnis" auf der Spur ist. Dass man es einfach nur lassen muss. Und wenn nichts anderes mehr hilft, verspricht das Raucherpflaster aus der Apotheke Linderung. Und dazu liest man schlaue Bücher. Gerade in dem Moment, in dem man fest entschlossen seine letzte Zigarette anzündet, fällt einem ein, dass es ein Problem gibt. Keine Ausrede, nur ein Riesenproblem. Es gibt einen wichtigen Grund, doch nicht mit dem Rauchen aufzuhören: die angeblich drohende Gewichtszunahme. Hörst du auf zu rauchen, wirst du noch dicker. Was für eine Horrorvorstellung, selbst wenn man „jedes Pfund an seinem eigenen Körper mag". Auf den Schreck erst mal eine Zigarette und ein Belohnungsessen. Schließlich ist man der Verfettung gerade noch mal entkommen. Was für ein Glück. Außerdem hat man sich vielleicht neue Laufschuhe gekauft, aber im Grunde ist man viel zu schwer zum Joggen. Man hört ja überall, dass das gar nicht gut für die Gelenke ist. Und dass es das Herz sowieso nicht mitmacht. Schließlich sagen das die Ärzte. Also muss es zunächst darum gehen, Gewicht zu verlieren. Dann Sport, dann Zigaretten weg. Oder doch umgekehrt? Verwirrend.

Sie dürfen es mir glauben, Sie sind nicht allein mit solchen und ähnlichen Gedanken. Ich hatte sie alle. Ich will Sie nicht unnötig mit Zahlen langweilen. Aber um gleich wieder auf das „Geheimnis" zu kommen, sind Zahlen nicht ganz unwichtig. Laut einer Studie des Robert-Koch-Instituts sind 67 Prozent der Männer und 53 Prozent der Frauen in Deutschland übergewichtig. Zwei von fünf Kindern sind zu dick. In Deutschland rauchen 25 Prozent aller Erwachsenen regelmäßig, weitere vier Prozent bezeichnen sich als Gelegenheitsraucher. Nur sieben Prozent aller Deutschen treiben täglich Sport! Man könnte es auch auf den Punkt bringen und sagen: über den Daumen gepeilt leben 50 Prozent der Menschen in Deutschland ziemlich ungesund. Oder aber sie haben eine völlig falsche Haltung zum Leben. Zumindest eine, die nicht guttut. Und nur ein verschwindend kleiner Teil tut etwas für sich. Ich finde diese Zahlen ziemlich ernüchternd. Zwar gehöre ich seit über einem Jahr zu den sieben Prozent, die täglich Sport treiben, habe allerdings auch verstanden, dass dies nur ein Teil des Erfolgsrezepts ist. Das „Geheimnis" ist noch simpler: fängt man als Raucher mit dem Laufen an und läuft wirklich jeden Tag, wird man sehr schnell sehr wenig Luft bekommen. Man wird sehr bald mit dem Rauchen aufhören und ganz nebenbei die Ernährung verändern. Nicht weil man muss, sondern weil es eine logische Abfolge, eine Art Entwicklung ist. Es fühlt sich an wie Zahnräder, die endlich ineinander greifen. Es ist der Start in ein völlig neues Leben, es entwickelt sich ein neues Bewusstsein. Es werden Kräfte frei, die vor allen Dingen eines bringen: Freiheit! Sie werden endlich aus den Abhängigkeiten aussteigen können, ohne Zwang, ohne Qual, ohne Muss!

Das „Geheimnis" ist in uns allen. Es hat etwas mit einem Urinstinkt zu tun, den ich wiedergefunden habe. Alles, was Sie brauchen, ist ein wenig Disziplin, Mut und ein kleines bisschen Motivation. Wenn Sie dieses Buch bis zum Ende gelesen haben, werden Sie ganz sicher einen enormen Schritt weiter sein. Vielleicht werden Sie bereits nach einigen Seiten oder Kapiteln schon auf Ihre eigene Reise gehen. Sicher wird es auch einige unter Ihnen geben, die mit diesem Weg nichts anfangen können, und das ist auch in Ordnung. Dieses Buch hat jedoch auch etwas mit Vertrauen zu tun. Deshalb würde ich mich freuen, wenn Sie es doch bis zum Ende lesen würden. Nicht weil ich Sie unbedingt von etwas überzeugen will, sondern weil das Vertrauen auch zu meinem Geheimnis gehört. Das Vertrauen in sich selbst. Das gilt es wieder zu aktivieren. Vielleicht besorgen Sie sich schon einmal neue Laufschuhe. Lassen Sie sich in einem Fachgeschäft gut beraten. Und auch, wenn Sie dann an der Kasse stehen und ein kleines Vermögen bezahlen sollen, vertrauen Sie mir: Tun Sie es. Es geht um Ihre Gesundheit. Es geht um mehr Freude am Leben. Es geht um mehr Kraft und Energie, es geht um Ihre Freiheit. Das darf Ihnen schon so viel Wert sein wie eine Stange Zigaretten oder ein gutes Belohnungsessen. Und Sie dürfen mir glauben: Mit solchen Dingen kenne ich mich aus!

More Power *Tipp 1*

Nehmen Sie sich bewusst Zeit für sich selbst. Gerade die starke Einbindung im Beruf- und Privatleben lähmt viele, etwas für sich zu tun. Auf die Ernährung zu achten kostet Zeit. Sich wirklich damit auseinanderzusetzen, ob das Rauchen wirklich sein muss, erfordert Zeit. Jeden Tag Sport zu treiben ist für viele scheinbar schlicht nicht machbar. Eine wirkliche Veränderung kann nur dann stattfinden, wenn Sie diese fest einplanen. Daher: machen Sie einen Termin mit sich selbst. Jeden Tag ein Meeting. Und arbeiten Sie die Dinge ab. Wenn Sie nicht allein starten wollen, verabreden Sie sich jeden Tag mit der Person Ihres Vertrauens. Das ist der beste Einstieg in ein „freies" Leben.

37

2.

Ein Tag wie kein anderer – die ersten Schritte

Ich werde den 7. Januar 2012 nicht so schnell vergessen. Das Thermometer zeigte minus 15 Grad an. Noch einige Tage vorher hatte es bei Werten um den Gefrierpunkt geschneit. Eine wunderbar matschige Angelegenheit. Danach kam dann der Kälteeinbruch und der Matsch wurde steinhart. Ich ging in den Keller, um mal wieder nach meinen Laufschuhen zu sehen. Ich hatte immer mal wieder den Versuch gestartet, etwas gegen mein Übergewicht zu tun. Manchmal hatte ich es sogar geschafft, zwei- bis dreimal die Woche zu laufen, bis es irgendwo anfing zu zwicken. Und bei meinem Gewicht zwickte es schnell mal. Ein leichtes Zwicken und Zwacken war für mich schon ein Alarmsignal. Gefühlt war ich kurz vor einem Meniskusschaden, einem Ermüdungsbruch, gefolgt von einer Herzattacke! Natürlich war es nicht so. Mein Körper sagte mir einfach nur: „Hey, du hast mich nun ein paar Tage gequält, es reicht auch wieder. Mach lieber so weiter wie vorher, das war wesentlich gemütlicher. Komm schon, Sport ist nichts für dich. Überlass das mal Leuten, die sich damit auskennen."

Ich weiß nicht, wie oft ich den Versuch gemacht hatte, meinen Körper zu überlisten, um ihm dann am Ende doch recht zu geben und die Laufschuhe wieder an den Nagel zu hängen. Außerdem hatte ich ja auch immer viel zu viel zu tun. Beim Radio musste ich am Ende zwei Sender allein managen. Schon 1998, als ich bei SWR3 anfing, hatte ich „Jogginganfälle" gehabt, aber dann doch immer wieder vorschieben können, dass ich ja so wahnsinnig viel zu tun hatte, dass für Sport sowieso keine Zeit sei. Und so schaukelte sich mein Gewicht immer schön weiter nach oben. Auch der Zigarettenkonsum stieg. Der Stress wurde nicht weniger, als ich mich selbstständig machte. Der Aufbau einer eigenen Kommunikationsagentur ist nicht unbedingt das, was man mal so nebenbei macht. Über die Jahre hinweg wurde ich zum Weltmeister der Ausreden. Ich kam auf Ideen, auf die ich in der Regel gar nicht kommen würde. Und dabei wusste ich sehr genau, dass es einen Tag geben würde, an dem alle Ausreden verbraucht wären, an dem mein Körper mir klare Signale setzen würde, an dem meine Seele nicht mehr in der Lage wäre, mit mir zu sprechen. Vor diesem Tag hatte ich immer eine unglaubliche Angst, denn ich wusste, dass ich dann radikal etwas verändern müssen würde. In meiner Vorstellung verband ich diesen Tag mit einem Arztbesuch. Jahrelang hatte ich diese Arztstimme im Kopf, die mir sagte: „Herr Kleiß, ich habe keine guten Nachrichten! Ihr Körper ist am Ende. Sie sind ernsthaft krank. Ihre Blutwerte sind eine Katastrophe, Ihre Lungenfunktion ist stark eingeschränkt, Ihr Herz ist völlig überlastet, Ihre Gelenke sind Ihrem Gewicht nicht mehr gewachsen. Wenn Sie jetzt nichts tun, gebe ich Ihnen noch ein Jahr. Dazu kommt, dass Sie unbedingt etwas für Ihre Seele, Ihre Psyche tun müssen. Es wird Gründe geben, warum Sie Ihren Körper derart quälen. Und die müssen Sie dringend herausfinden."

Es kam jedoch viel schlimmer. Ich hatte mich wirklich auf diesen Arztbesuch eingestellt und war bereit, dann auch zu reagieren. Doch ich verdrängte diesen Moment, dieses Bild, immer und immer wieder. Auch im Verdrängen war ich Weltmeister. Da machte mir niemand etwas vor. Man kann sich selbst und andere lange belügen, aber eines Tages hat man keine Kraft mehr dazu. Und genau dieser Tag war der 7. Januar 2012. Ich stand in unserem Wintergarten, schaute auf den gefrorenen Schneematsch und sah mich selbst am Scheideweg stehen. Es gab keine Arztstimme, die drohend die Wahrheit in den sterilen Raum donnerte, keinen Arzt, der mit ernstem Gesicht vor mir stand und mir die schlechte Botschaft überbrachte. Es war eine innere Stimme, eine deutliche Stimme, eine wissende Stimme. Meine eigene Stimme. Jeder Schritt fiel mir schwer. Jeder Gang in den Keller tat meinen Knien weh. Obwohl es nur 15 Stufen sind. Ich war kaum mehr in der Lage, meine Schuhe zuzubinden, ohne dass mein Bauch im Weg war. Ich war kraftlos geworden, meine Energie reichte gerade mal vom Aufwachen bis zum späten Vormittag. Alles danach erledigte ich fast nur im Halbschlaf. Ich steckte schon lange keine Hemden mehr in die Hose, um meinen Bauch etwas zu verstecken. Hemden musste ich in XXL kaufen. Und war mir sicher, dass die Modedesigner alles immer enger schnitten. Dass XXL früher noch XL gewesen sein musste. Dass nur der Schlankheitswahn dazu führte, dass Kleidung immer enger geschnitten wurde. Erschreckend war, dass ich mir dies so oft einredete, bis ich es wirklich glaubte, nein, fest überzeugt davon war und auf die Bekleidungsindustrie schimpfte, die jedoch in Wahrheit nichts anders machte als sonst auch. Nicht nur mein Verhältnis zu meinem Körper war völlig gestört, auch meine Seele, meine Psyche war angegriffen, und ich merkte es nicht einmal.

Um Ihnen noch deutlicher zu machen, wie sehr ich damals nur meiner eigenen Wahrheit glaubte, möchte ich Ihnen eine kleine Anekdote erzählen: Nach ein paar Monaten regelmäßigen Laufens und bereits einige Kilo leichter, fragte ich meine Frau: „Sag mal, habe ich eigentlich viele Süßigkeiten gegessen, also in der Hochzeit meiner Verfettung?" Eigentlich war ich überzeugt davon, dass Süßes nie mein Problem gewesen war. Sie schwieg mich lange an, für ihre Verhältnisse viel zu lang. „Nun sag schon!" Sie flüsterte fast.

„Du hast Süßigkeiten und auch Chips in Massen gegessen, Schatz. Teilweise hast du schon geschlafen und bist wieder aufgewacht, hast dir eine Tafel Schokolade geholt und sie in zwei Minuten aufgegessen. Dann bist du eingeschlafen"! Wieder Stille. Die Ehrlichkeit meiner Frau setzte noch im selben Moment Hunderte Bilder frei. Mir fielen plötzlich unglaublich viele Situationen ein, in denen ich haufenweise Süßigkeiten konsumiert hatte. Eine Tüte Weingummi war der abendliche Grundbedarf gewesen, oft gepaart mit Kioskbesuchen zu später Stunde, um noch mehr Stoff zu besorgen. Drei oder vier Tafeln Schokolade, vorzugsweise Joghurtschokolade. Ich bildete mir ein, dass die nicht ganz so ungesund sei. Dazu noch mehr Weingummi und vielleicht auch eine Flasche Cola. Es gab Wochen, in denen dies jeden Tag passiert war. Jeden Tag. Und ich hatte diese Tatsache überhaupt nicht auf dem Radar. Verdrängt. Einfach verdrängt, als ob das alles nie stattgefunden hätte.

Ich stand im Keller vor meinen alten Laufschuhen. Sie fühlten sich klamm an. Ich wollte hineinsteigen, aber irgendetwas versperrte mir, beziehungsweise meinem rechten Fuß, den Weg. Ich machte die Schnürsenkel etwas weiter auf und versuchte es umständlich wieder und wieder. Ich kam einfach nicht in diese verdammten Laufschuhe. Ich überprüfte, ob vielleicht ein Schuhspanner im Schuh steckte, wusste aber, dass das schlicht nicht sein konnte. So ordentlich bin ich einfach nicht. Und nun musste ich der Wahrheit ins Auge blicken: Meine Füße waren einfach zu dick für dieses Laufschuhmodell geworden! Ich musste also in den letzten Monaten nochmals enorm an Gewicht zugelegt haben, so viel Wasser konnte ich gar nicht in den Füßen haben. Ich setzte mich auf den kalten Steinboden unserer Waschküche. Die Laufschuhe lagen vor mir. Und wieder diese Stille. Angst kam in mir hoch. Und ebenso einige Tränen. Angsttränen. Ich hatte in meinem Leben noch nie zuvor Angsttränen geweint. Sie tropften auf die zu klein gewordenen Laufschuhe und perlten dort ab, rannen über den Waschküchenboden. Und unaufhörlich diese innere Stimme, die versuchte, mir klarzumachen, dass es nun an der Zeit sei. Niemand hatte mir gesagt, dass ich zu dick sei. Niemand hatte mir gesagt, dass ich zu viel rauchte. Und ich fragte mich: Warum eigentlich nicht? Ich begann, mir viele Fragen zu stellen. Fragen, die man sich oft dann stellt, wenn es fast zu spät ist. Oder die sich die Angehörigen stellen, wenn es dann endgültig zu spät ist. Und mehr Alarmsignale kann es wohl nicht geben. So verbrachte ich mit mir selbst sicher eine halbe Stunde. Ich räumte die Laufschuhe zurück ins Regal. Und ich fasste einen Entschluss: Es war nun an der Zeit, Abschied zu nehmen. Von einem alten Leben, von alten Strukturen, von alten Gewohnheiten. Kein Arzt kann einem diesen Moment verschreiben. Der beste Freund kann es einem nicht in den Kopf prügeln, die größte Liebe der eigenen Frau kann hier nicht helfen. Leider. Es mag für den einen oder anderen dramatisch und sogar etwas überzogen klingen, aber mir wurde klar, dass es um Leben oder Tod ging. Und ich hatte es selbst in der Hand. Noch hatte ich es also selbst in der Hand, das war das Gute, und so nahm ich – so gut wie ohne Worte – meine Frau bei der selbigen, denn ich hatte einen kühnen Plan.

Es ist immer eine Freude, mit meiner Frau shoppen zu gehen. Allerdings nur dann, wenn sie für sich etwas aussucht. Für die Dinge, die ich für mich wichtig oder auch einfach nur schön finde, hat sie recht wenig Verständnis. Sie mag Mädchenkram, ich Jungskram. Das war immer schon so, wird wohl auch immer so sein. Deshalb war sie auch nicht verwundert, als ich sie mit in unser kleines Sportgeschäft in Köln-Longerich nahm. Das Schöne an einem übersichtlichen, jedoch gut sortierten Sportfachgeschäft ist, dass es nicht zu viele Menschen mitbekommen, wenn ein viel zu dicker Mann dort aufläuft, um sich einzukleiden. Mit den Nachbarn haben wir wenig Kontakt und eigentlich sind diese auch zu alt, um sie ausgerechnet im Sportgeschäft anzutreffen. Im Schutz dieser Anonymität schleppte ich mich also kurzatmig an diesem Samstagmittag in das Geschäft von Frau Schäfer. Schon ihr mitleidiger Blick machte mir ein wenig Angst, ich ließ es mir natürlich nicht anmerken. Ich wollte unbedingt die Ausstrahlung haben: „Gut, ich habe zwar gerade ein paar Kilo zu viel, habe aber nur länger nichts mehr getan. Grundsätzlich bin ich sehr sportlich und ernähre mich gesund. Gut, die eine oder andere Zigarette. Aber Alkohol trinke ich nicht." Zumindest das mit dem Alkohol stimmte. Ich vertrage ihn einfach schlecht und habe immer das Gefühl, mir selbst Gift zu verabreichen. Auch nur ein Glas Wein ist für mich am nächsten Morgen spürbar.

Meine Frau ahnte bereits, dass der Besuch bei Frau Schäfer eine kostspielige Angelegenheit werden würde. Sie kennt mich jetzt einige Jahre und weiß: Wenn ich eine Entscheidung getroffen habe, dann steht diese. Dann ist sie in Stein gemeißelt. Und wenn, dann muss es immer von allem viel sein. Ein mittleres Maß ist mir fremd. War es. Bis zu diesem Zeitpunkt.

Frau Schäfer gab mich an ihren jungen Mitarbeiter weiter. Wohl aus Feingefühl. Wenn eine Frau einem gestandenen Kerl wie mir erklären müsste, dass ich zu dick für eine

Laufhose in Größe L war, hätte der gestandene Kerl wohl aus Scham den Laden verlassen. Die clevere Geschäftsfrau verwies mich also an den jungen Mann mit Topfigur, der sich gleich als Läufer entpuppte. Sein Lächeln war wissend, mitleidig und verschmitzt zugleich. In einem solchen Moment rennst du trotz schmerzender Knie einfach aus dem Geschäft, oder aber du sagst dir: „Dem zeig ich es! Der wird in einem Jahr Bauklötze staunen, den überhole ich beim Köln-Marathon bereits bei Kilometer 20!" „Ich brauche Laufschuhe, gute Laufschuhe", polterte es aus mir heraus. In den nächsten zehn Minuten erfuhr ich alles über die neusten Modelle, die Vor- und die Nachteile der verschiedenen Marken, Luftpolster, Innenverstärkung, Breite, Bauart, Gewicht. Innerlich dachte ich mir: „Mann, ich brauche einfach nur breite Laufschuhe, in die alten engen Dinger passe ich nicht rein. Und in einer Stunde will ich auf der Bahn sein, also los!" Ich gebe zu, dass Geduld nie eine meiner Stärken war. Der Verkäufer legte sich mächtig ins Zeug und schließlich hatte ich mich für meine Laufschuhe entschieden. 189,90 Euro! Die teuersten Laufschuhe meines Lebens. Meine Frau bekam große Augen, sie rechnet solche Beträge für Schuhe direkt in ein Prada-Modell um. Und ich gebe zu, dieses Paar Joggingschuhe wäre ein halbes Paar Prada-Schuhe.

Um einigermaßen durch die Kälte zu kommen, musste ich auch gute Kleidung haben, das hatte ich mal gelesen, und der Verkäufer konnte dem nur beipflichten. Bei der Laufhose angekommen, griff ich tatsächlich zu Größe L! Laufhosen sind dehnbar, dachte ich. Und Größe XL will man nicht wirklich in einer Laufhose haben. Jedenfalls ich nicht. Der Verkäufer schüttelte mit einer unglaublichen Ehrlichkeit den Kopf.

Diese Ehrlichkeit will man nicht haben, und schon gar nicht will man in dieser Situation den Satz hören: „Wissen Sie, Sie haben doch recht kräftige Unterschenkel, mit Größe L wird das nichts!" Hatte er wirklich „kräftige Unterschenkel" gesagt? Er meinte doch eigentlich: „Ihre Unterschenkel sind so dick wie meine Oberschenkel und bestehen nicht aus Muskeln, das ist reines Fett!" Ich nahm beide Größen, L und auch XL, mit in die Umkleidekabine. Eine sehr sachliche Umkleidekabine. Nur eine Waage war drin. Mein Körper hatte sicher zehn Jahre lang keine Waage gesehen. Schon gar keine Waage, die dazu noch den Körperfettanteil aufs Gramm genau misst. Auch das sind Werte, die man nicht wissen will. Die ich nicht wissen wollte. Die Stimmen außerhalb der Umkleidekabine verschwammen, wurden leiser. Ich war allein mit L, XL und der Waage. Und mir wurde bewusst, dass ich mich auf das Ding draufstellen musste. Ich musste Klarheit haben, auch wenn die Wahrheit wohl vernichtend sein würde. Wenn eine simple Waage einen um den Verstand bringt, weil man sich selbst nicht mehr belügen kann, dann ist es Zeit, etwas zu verändern. Dringend!

Ich bin noch nie über ein Nagelbrett gelaufen, weiß nur, dass man da sehr vorsichtig sein sollte. Ich ging noch vorsichtiger auf diese Waage in der Umkleidekabine, plötzlich leicht wie eine Feder. Und bereits eine Sekunde später war die Klarheit da, die mir sehr lange gefehlt hatte. Die Klarheit, es auf 115 Kilo geschafft zu haben, bei einer Körpergröße von 1,80 m! Der Körperfettanteil wurde mit 28,4 Prozent ermittelt. Ich traute meinen Augen kaum, sackte dann zusammen wie ein schwerer nasser Sack und wäre am liebsten noch in der Umkleidekabine gestorben. Herzinfarkt, Ende. „Und, passt XL?", fragte der Verkäufer von draußen und holte mich zurück ins Leben.

Was heißt hier: „Passt XL?" Wollte er mir jetzt etwa eine XXL-Hose andrehen? Ich war wirklich nicht in der Lage, einen klaren Gedanken zu fassen. Der Schock saß zu tief. „Ja, passt." Das war alles, was ich herausbrachte. Ich hatte L nicht einmal anprobiert und es war mir in diesem Moment auch egal. Ich schleppte mich an die Kasse, ließ alles zusammenrechnen. 356,20 Euro! Meine Frau zuckte bei dem Betrag zusammen, ich stammelte etwas wie „Ist für die Gesundheit" und wollte einfach nur noch schnell aus dem Geschäft verschwinden.

Wieder in der Waschküche, wieder allein. Wieder der kalte Steinfußboden. Wieder Angst. Wieder Angsttränen. 115 Kilo! Ziemlich genau 40 Kilo von meinem Idealgewicht entfernt. Und das war noch nicht einmal das Schlimmste! 115 Kilo, die mich krank machten, die nicht gesund waren, mit denen es nicht so weitergehen konnte. Und das Wissen darum, dass nun eine große Veränderung anstand, für die eiserne Disziplin vonnöten war. Dazu kam, dass mir klar wurde, dass ich das, was da vor mir lag, ganz allein tun musste. Dass mir niemand helfen konnte. Von Lauftreffs hielt ich wenig, meine Frau konnte mit Sport nicht viel anfangen, meine Freunde waren zwar teilweise an einem ähnlichen Punkt wie ich, bekamen aber die Kurve nicht. Noch nicht. Ich fühlte mich nicht nur sehr schwach, sondern plötzlich auch sehr einsam. Die Hunde bellten oben im Wintergarten. An diesem 7. Januar war ich noch gar nicht mit ihnen draußen gewesen. Sie mussten. Und zwar dringend. Und plötzlich hatte ich eine verwegene Idee!

Ich presste mich in meine neuen Laufsachen. Die XL-Laufhose hätte gerne eine XXL sein dürfen, ich bekam den Reißverschluss an den Waden nicht ganz zu, aber es musste einfach gehen. Oben an der Kellertreppe warteten unsere Hunde Spagna und Dante bereits auf mich. Meine Frau verzog keine Miene, aber auch ich kann nach all den Jahren ein wenig ihre Gedanken lesen. Und ich bin mir sicher, sie hatte mich auch schon in schöneren Klamotten gesehen. Mir war nach Laufen, Kälte, Schnee und Eis. Und all das hatte ich direkt vor der Haustür. Die Strecke hatte ich mir bereits ein halbes Jahr zuvor ausgesucht. An der Kaserne vorbei, durch den Wald, an zwei Feldern vorbei, wieder in den Wald, ein kurzes Stück über den Asphalt. Wieder an der Kaserne angekommen, wäre eine Runde geschafft. Davon zwei Runden. Nach meiner Berechnung damals waren zwei Runden etwa zehn Kilometer. Für den Anfang nicht schlecht, dachte ich.

49

Und genauso wurde es gemacht. Der Boden war steinhart, der Wind zerschnitt mein Gesicht, meine Kniescheiben drohten jeden Moment durchzubrechen. Ich schob 115 Kilo über gefrorenen Schneematsch, für mein Gefühl mit einer beachtlichen Geschwindigkeit. Ich war davon überzeugt, dass eine Pulsuhr nicht unbedingt notwendig sei, ich kannte meinen Körper ja – so gut, dass ich nicht einmal mein Gewicht richtig einschätzen konnte. Daran sieht man, wie kaputt auch mein Geist gewesen sein muss. Bereits nach 30 Minuten waren die Schmerzen unerträglich, das linke Schienbein drohte zu brechen, meine Lunge gab merkwürdige Töne von sich, scheinbar konnten sich meine Lungenflügel nach 20 Jahren Rauchen nicht mehr richtig aufblähen.

Plötzlich, ungefähr auf halber Strecke, kam die Sonne heraus. Sie schmeichelte meinen Knien, meinen Beinen, die Wärme tat gut. Die Hunde tobten auf dem Acker und freuten sich ebenso über die warmen Strahlen wie mein geschundener Körper. Mein Kopf schaltete plötzlich ab, ich lief einfach. Die Schmerzen waren verflogen. Die Angsttränen waren vergessen, irgendwie fühlte es sich dieses Mal anders an. Ich hatte wie gesagt schon einige Versuche gestartet, das regelmäßige Laufen jedoch nie durchhalten können. Dieses Mal fühlte es sich richtig an. Als ob mehrere Zahnräder ineinandergreifen würden. Ich bin mir sicher, dass die Tatsache, Klarheit über Gewicht und Verfassung zu haben, ein wichtiger Grundstein gewesen sind.

Immer wieder gingen mir die neuen Erkenntnisse durch den Kopf. Immer wieder stellte ich mir dieselben Fragen. Immer wieder hasste ich mich selbst. Und war fassungslos darüber, dass ich es so weit hatte kommen lassen. Was war eigentlich passiert? Als Jugendlicher war ich wirklich sportlich gewesen. Irgendwann hatte ich dann nur noch, wie viele Männer zwischen 30 und 40, an meine Karriere gedacht. Vielleicht ein Jungsding? Es sich selbst beweisen wollen, was für ein toller Hecht man ist? Geld, Statussymbole, Ansehen. Das waren die Dinge, die plötzlich wichtig waren. Leben, Spaß haben, erfolgreich sein. Ich hätte beinahe einen sehr hohen Preis dafür gezahlt. Dessen wurde ich mir plötzlich während dieses ersten Laufes bewusst. Es fühlte sich auf einmal an, als wäre ich dem Tod noch mal von der Schippe gesprungen. Und das, obwohl es keine konkreten Anzeichen dafür gab. Zu diesem Zeitpunkt, an diesem 7. Januar, blendete ich sogar eine große Gefahr noch völlig aus: das Rauchen! An diesem Samstag war das Aufgeben des Rauchens noch überhaupt kein Thema.

Ich beendete meinen Lauf nach zwei Runden. Wieder zu Hause angekommen, fühlte ich mich bereits zehn Kilo leichter, glücklich, obwohl ich Schmerzen hatte. Überall. Und zum Lohn zündete ich mir erst einmal eine Zigarette an. Die Hunde bekamen ihren Belohnungsknochen, ich meine Portion Nikotin. Immerhin: Der Anfang war gemacht!

More Power *Tipp 2*

Suchen Sie sich eine Laufstrecke aus, die Sie bereits kennen. Vielleicht durch Spaziergänge oder Fahrradtouren. Gerade am Anfang ist es wichtig, dass Sie die Strecke kennen und abschätzen können. Das macht den Start deutlich einfacher. Die Route sollte nicht zu lang sein. Fünf Kilometer müssen zunächst reichen. Aber laufen Sie die Strecke durch! Das ist wichtig. Gehen-Laufen-Laufen-Gehen ist ein wahrer Motivationskiller! Fünf Kilometer schaffen Sie nicht? Schaffen Sie! Sie müssen es nur langsam angehen. Kaufen Sie sich eine Pulsuhr. Und auch, wenn Sie sich sehr langsam vorkommen: Ihr Puls sollte nie höher als 130 sein. Kaufen Sie sich ordentliche Laufschuhe und neue Bekleidung. Sie müssen sich wohlfühlen. Neues steht für einen neuen Start. Das sollte es Ihnen wert sein!

51

3.

Geteert und gefedert – die Zigarette ist doch keine Lösung

Bei meinem ersten Marathon in Köln, im Oktober 2012, war ich überglücklich, ins Ziel gekommen zu sein. Ich hatte nach zehn Monaten ein Ziel erreicht, das für mich davor unerreichbar schien. Ich spürte in diesem Moment keine Schmerzen, es war ein Gefühl wie in Trance, der Jubel der Menschen schien völlig surreal, die Stimmen hallten in meinem Ohr, ohne dass ich sie wirklich wahrnehmen konnte. Es war nicht so, dass ich körperlich am Limit war. Die Psyche spielte völlig verrückt. Innerlich jubelte und weinte ich gleichzeitig. Von mir fiel eine unglaubliche Last und Anspannung ab, und ich wusste: In diesem Moment hast du es endlich geschafft. Du hast den berühmten Punkt erreicht, an dem du nie wieder umkehren willst. Du hast es geschafft, dein Leben zu verändern, Du hast es geschafft, dein Gewicht enorm zu reduzieren, du hast deine Ernährung umgestellt, du rauchst nicht mehr, du wirst nie wieder rauchen, du bist gesund geworden, du bist frei! Du hast dich freigelaufen!

Etwa 30 Sekunden nach mir kamen zwei Frauen ins Ziel. So wie ich liefen sie langsam in eine aufgebaute Beruhigungszone, abgesperrt und mit Folien verblendet, damit keine Zuschauer in diesen Bereich hineinsehen konnten. Eine wirklich prima Idee der Organisatoren, denn auf der gesamten Strecke ist man den Zuschauern ausgeliefert, was Fluch und Segen zugleich ist. Der Jubel der Massen tut gut. Gar keine Frage. Auf der anderen Seite kämpft man einen harten Kampf mit sich selbst, Kilometer für Kilometer. Und hätte ab und zu gern einfach seine Ruhe. Dabei bekommt der Zuschauer jede Gesichtsregung, jedes Tief, jedes Hoch, jedes körperliche Scheitern, jedes Schicksal auf der Strecke hautnah mit.

Die beiden Frauen schienen nach den 42 Kilometern noch in einer sehr guten Verfassung zu sein. Sie redeten schon wieder über das Make-up, das den ganzen Marathon über gehalten hatte, über die Männer, die ihre Kinder hüteten, während Mutti den Marathon lief. Wie wohl alle Läufer auf der Strecke hatten auch diese beiden eine Tasche um die Hüfte, in der für gewöhnlich Kohlenhydratpaste, Traubenzucker und all die Dinge ihren Platz finden, die für den Läufer wichtig sind, um den Marathon gut zu überstehen. Jeder hat hier aber seine eigene Philosophie, was er wann und wie oft und überhaupt zu sich nimmt. So habe auch ich ein Ritual. Nach jedem Lauf löse ich hochwertiges Magnesium in eineinhalb Litern Wasser auf. Es ist immer Magnesium aus der Apotheke. Vergessen Sie an dieser Stelle schon einmal alle Brausetabletten aus dem Supermarkt. Die billige Rezeptur gelangt nicht mal im Ansatz an die richtigen Stellen. Da können Sie auch einfach Apfelsaftschorle trinken. Die hat zwar mehr Zucker, ist aber wenigstens isotonisch in der Wirkung!

Zurück zu den beiden Läuferinnen. Ich war mir sicher, dass auch sie ein Ritual für die ersten Minuten nach dem Lauf hatten. Und ich sollte Recht behalten. Es kam jedoch ganz anders, als ich erwartet hatte. Beide öffneten ihre Hüfttaschen und ich wunderte mich schon über die Größe der Verpackung, die sie umständlich herauskramten. Was ich dann erlebte, konnte ich kaum glauben. Zum Vorschein kam jeweils eine Packung Zigaretten plus Feuerzeug. Die Frauen lehnten sich an die verblendete Absperrung der Beruhigungszone, zündeten sich genüsslich eine Zigarette an und zogen lange und intensiv daran. Ich hatte selten einen offen stehenden Mund, aber in diesem Moment bekam ich ihn gar nicht mehr zu! Es lagen 42 Kilometer hinter den beiden Frauen. Die Poren und Zellen nehmen in diesem Moment alles auf, was man ihnen nach einer solchen Belastung zuführt, natürlich auch und besonders Zigarettenrauch. Das pure Gift für den Körper. Die beiden Damen waren gerade ins Ziel gekommen, und das Erste, woran sie dachten, war die Sucht, die Abhängigkeit, die Zigarette. Für mich und wohl auch alle andern, die diese Situation beobachteten, ein fast unerträglicher Anblick.

Langsam lief ich in die Ruhezone. Ich fragte mich, warum mich dieser Moment eigentlich derart beschäftigte, derart aus der Bahn warf. Immer wieder schüttelte ich innerlich den Kopf, immer wieder sprach ich mit anderen Läufern darüber. Und dann fiel mir der Grund meines Entsetzens ein. Ich musste mir eingestehen, dass ich jahrelang genauso gehandelt hatte wie die beiden Läuferinnen. Ich war keinen Deut besser, ich war genauso süchtig und alles andere als frei gewesen. Immer wieder war ich ja auch in den Jahren zuvor gelaufen, manchmal sogar über Wochen mit einer gewissen Regelmäßigkeit. Genauso war ich jedoch in der Nikotinsucht gefangen gewesen. Ich rauchte gerne. Ich fand Rauchen super. Und nach dem Laufen hatte ich mich regelmäßig mit einer Zigarette belohnt. Manchmal auch mit zwei nacheinander. Ich glaube, dass im Grunde fast jeder Raucher diesen Moment kennt. Man hat etwas geschafft, man hat Sport gemacht, also belohnt man sich dafür. Außerdem hat man ja mindestens eine ganze Stunde lang keine mehr geraucht. Dass man gerade nach einem langen Lauf seinen Körper damit massiv vergiftet, die Stoffe fast ungefiltert in den Körper gelangen, das redet man gerne weg, verdrängt es einfach. Raucher, wie ich einer war, sind Verdrängungskünstler, Wegredner, Darüberhinweggeher.

Die Zigarette nach dem Laufen war für mich fast wie ein Ritual. Auch für einige Freunde, die mit mir liefen. Wir rannten immer am absoluten Limit, alle mit derselben Geschwindigkeit, obwohl wir unterschiedlich fit waren. Und natürlich orientierten sich alle am schnellsten Läufer, der übrigens meist kein Raucher war. Ich bin heute froh, dass davon nie jemand ein Foto gemacht hat. Wir müssen fürchterlich ausgesehen haben. Man stelle sich vor, dass regelmäßig eine Horde übergewichtiger Raucher durch den Wald poltert, mit hochroten Köpfen, einem Puls von mindestens 180, ohne Sinn und Verstand. Das sind in der Regel Geschichten, die mindestens einen Herzinfarkt schreiben. In dieser Verfassung kann und darf man niemals laufen, schon gar nicht so. Es müssen jedenfalls in dieser Zeit sehr viele Schutzengel unterwegs gewesen sein. Ein noch größeres Wunder ist, dass wir alle die Zigarette danach auch noch überlebt haben. Mehr Glück geht eigentlich nicht, und man sollte es auch nicht herausfordern.

Auch im Januar 2012 rauchte ich noch. Und gerne. Und vor allen Dingen viel. Und selbstverständlich auch die Zigarette danach! Es war Januar, es war kalt, meine Klamotten waren nach dem Laufen nass. Dennoch ging ich in den Garten und zündete ich mir eine an, oder eben auch zwei. Meine Frau schüttelte oft mit dem Kopf und fragte ab und zu vorsichtig: „Du kannst nach so einem Lauf sofort rauchen?" Was eigentlich bedeutet: „Du bist echt unmöglich, nach dem Joggen sofort zu rauchen ist wirklich das Letzte!" Die Familie meiner Frau stammt aus Korea. Ihre vorsichtige Art der Kritik ist immer ein Alarmzeichen. Schlimmer als lautes Gebrüll. In ihrer Stimme ist dann ein schneidender Ton, den will man entweder gar nicht hören oder man „hört ihn weg" – so wie ich das perfekt konnte.

Immer nach der Zigarette danach verspürte ich seit diesem Januar eine gewisse Kurzatmigkeit, und zwar so, dass ich das Gefühl hatte, die Lungenflügel könnten sich gar nicht mehr richtig aufblähen. Sie wirkten wie verklebt, als ob sie sich nicht wieder erholen würden. Sie waren durchs Laufen mit unglaublich viel Sauerstoff versorgt worden, mit klarer Luft, mit gesunder Luft. Mit jedem Zug nach dem Sport, mit jeder weiteren Zigarette schien meine Lunge immer weniger mit dem Qualm klarzukommen. Sie gab mir klare Signale. Das tat sie übrigens schon seit Jahren, was ich aber auch seit Jahren überhört hatte. Warum machte ich das? Warum vergiftete ich mich selbst? Ja, ich hatte Stress, ja ich trug Verantwortung, ja, was mit Medien zu machen ist nicht so einfach, ja, da muss man cool sein, und dazu gehört auch die Kippe. Das haben wir ja nun alle durch die Werbung gelernt. Meine Lunge schmerzte, jeder Zug an der Zigarette machte den Schmerz schlimmer. Ich rauchte trotzdem weiter.

So vergingen einige Wochen neuen Laufgefühls, doch ich merkte relativ schnell, dass das nicht alles war, was ich wollte. Mein Ziel war ganz klar definiert: Gewichtsreduktion auf der einen Seite, aber ich wollte auch unbedingt gesünder leben, fitter werden, mehr ich selbst sein. Bereits nach einigen Wochen hatte ich fünf Kilo abgenommen. Das motivierte mich in der Tat. Obwohl es eine Qual war. Ich lief jeden Tag. Jeden Tag eineinhalb Stunden. Und immer wieder setzten Schmerzen ein. Vor allem die Knie taten mir weh. Von einem Bekannten bekam ich einen guten Tipp: Glucosamin! Erhältlich in jeder Apotheke. Eigentlich ein Mittel, das gegen Kniegelenksarthrose eingesetzt wird und die Bildung des Schmierstoffs im Knie erhöht. Völlig ohne Nebenwirkungen. Bereits nach einigen Tagen waren die Schmerzen weg, doch mein Körper signalisierte mir trotzdem immer wieder: „Hey Mike, du hast jetzt wirklich genug getan, mach doch lieber so weiter wie vorher, das war viel gemütlicher!" Halten Sie mich bitte nicht für verrückt, aber es war genau so! Das kleine Teufelchen, das gegen das Engelchen kämpft. Noch ein paar Monate zuvor hätte ich dem Teufelchen nachgegeben. Auch da hatte mir mein Körper bei meinen Laufversuchen Signale in Form von Schmerzen gesandt und mich zu einer Pause „gezwungen". Nach der Pause war ich mir jedes Mal sicher, weitermachen zu wollen. Ich schaffte es nie. Und das Teufelchen hatte gewonnen! Ich bin mir heute sicher, und auch wenn mich jetzt alle Ärzte und Experten der Welt in Grund und Boden kritisieren: Sendet der Körper diese Signale, auch in Form von Schmerzen, hören Sie nicht auf ihn! Er will Sie austricksen! Ihr Körper ist alles andere als dumm! Er lebt in seiner Struktur. Einer Struktur, die Sie ihm selbst vorgegeben haben. Und nur Sie können diese Struktur auch wieder ändern. Sollten Sie also durch dieses Buch motiviert werden, sollten Sie anfangen, sich freizulaufen, so wird Ihnen Ihr Körper eines Tages mit Schmerzen kommen. Mit leichten Schmerzen. Er wird Sie überlisten wollen. Und nun kommt es auf Sie an! Laufen Sie trotzdem weiter! Laufen Sie einfach weiter! Vielleicht ein wenig langsamer, das ist durchaus drin. Aber laufen Sie weiter! Vielleicht nehmen Sie unterstützend Glucosamin ein, das wird Ihnen helfen. Aber laufen Sie weiter. Sie werden sehen, dass die Schmerzen bereits nach einigen Tagen verschwunden sind.

Vielleicht liegt hier auch das Geheimnis des Nichtrauchens. Im Zusammenhang mit dem Sport wird es noch deutlicher. Ich bin überzeugt: So, wie es mit den Schmerzsignalen ist, verhält es sich auch mit dem Rauchen. Der Körper sendet zunächst Signale an das Gehirn. In meinem Fall: „Hey Hirn, sag Mike, dass er weiterrauchen soll, das ist so schön, daran bin ich gewöhnt, ich will es auch gar nicht anders. Wenn du es ihm gesagt hast, setze ich als Körper noch einen drauf und sende über die Lunge Schmerzen und Atemnot. Zusammen sollten wir den Laufwahnsinnigen von seinem Gesundheitstrip runterholen. Dann haben wir beide bald wieder unsere Ruhe!" Und so ging es in den ersten Wochen meiner Lauferei ständig. Und so sollte es auch zunächst bleiben. Schmerzen im Knie. Laufen. Rauchen. Schmerzen in der Lunge. Laufen. Schmerzen. Das Rad drehte sich immer schneller. Und ich war kurz davor, wieder in gewohnte Bahnen zurückzukehren.

Doch ich kam Gehirn und Körper auf die Schliche! Plötzlich begriff ich, was sich mein Körper ausgedacht hatte. Sollte es also „nur" darum gehen, ihn im Zusammenspiel mit meinem Gehirn umzuprogrammieren? Ihnen zu sagen: „Sorry, aber ihr hattet nun 20 Jahre euren Spaß. Damals ging ich aus lauter Liebeskummer an den Zigarettenautomaten und zog mir meine erste Schachtel. Dazu besorgte ich mir reichlich Bier. Ich wollte den Schmerz einfach wegtrinken und wegrauchen, vergessen. 20 Jahre lang lebte ich in einer Struktur des Verdrängens, fraß mir einen Panzer an. Nun ist es an der Zeit, wieder zu mir selbst zurückzukehren."

Sehr bewusst verabschiedete ich mich von einer Struktur, die 20 Jahre lang gewachsen war. Die sich gefestigt hatte. Die bereits mehr als verkrustet war. Ich bin jedoch sicher: Hätte ich das Abkommen von Körper und Gehirn nicht verstanden, wäre ich dem Geheimnis nicht auf die Spur gekommen, wäre wieder gescheitert. Wie so viele Male davor. Nun ist es eine Sache, die kranke Struktur zu erkennen. Viel schwieriger ist es, die Hürde zu nehmen, etwas zu verändern. Und das bedeutete in diesem Fall einen ganz klaren Rauchstopp. Ich erinnere mich noch gut an den Tag, an dem ich die endgültige Entscheidung traf. Erst einmal stiegen Ängste in mir hoch. Was, wenn ich das, was ich mühsam abgenommen hatte, wieder zunehmen würde? Vielleicht sogar noch mehr? Was, wenn ich mich quälen müsste? Was, wenn ich mit meinen Raucherfreunden abends etwas trinken würde? Dazu gehörte immer eine Zigarette! Was, wenn das gute Essen nach einer Verdauungszigarette verlangte? Und dann fiel mir wieder ein, dass diese Gedanken nur Tricks der beiden waren. Körper an Gehirn, Signale, Scheitern. Immer derselbe Mechanismus. Auch das hatte ich verstanden. Und allein das war wieder eine große Hilfe.

All diese Gedanken beschäftigten mich, vor allem beim Laufen. Mittlerweile hatte ich mein Pensum etwas erhöht. Ich lief zwar noch immer eineinhalb Stunden pro Tag, war aber bereits etwas schneller geworden. Ich erhöhte die Distanz, doch ich bekam ein anderes Problem: Die Lunge machte sich sofort bemerkbar. Sie war unglaublich hartnäckig. Sie wollte den Kampf gegen mich unbedingt gewinnen. Sie hatte sich ganz klar festgebissen und wollte mich zurück in die alte Struktur schubsen, um endlich „Frieden" zu finden!

Es war sehr früh am Morgen, Ende Januar 2012. Meine Hunde jagten ein paar Kaninchen, die sich aus ihrem Bau gewagt hatten, leichter Schneeregen und ein starker Wind. Es war einer dieser Tage, zum Scheitern. Um endgültig zu scheitern, den Kampf zu verlieren. Jeder Süchtige kennt das.

Doch gegen Ende meiner Laufrunde wurde mir bewusst: Du hast nur eine Chance, die 20 Jahre alte Struktur ins Positive zu drehen. Du hast nur eine Chance, die Struktur von Körper und Gehirn umzuprogrammieren: indem du aufhörst zu rauchen. Ich lief nach Hause, machte die Hunde wie immer mit dem Gartenschlauch sauber und dachte an nichts anderes mehr. Am Abend berichtete ich meiner Frau davon. Ich hatte mir einmal geschworen, dass ich erst dann kommunizieren würde, das Rauchen zu lassen, wenn ich es auch wirklich durchziehen würde. Für immer. Und dieser Tag war gekommen. Als ich es meiner Frau berichtete, nahm sie die Botschaft einfach mit einem Kopfnicken zur Kenntnis. Ich ärgerte mich massiv darüber, war es doch eine alles verändernde Entscheidung. Wie konnte sie so lieblos damit umgehen? Heute bin ich froh, dass sie auf ihre Art reagiert hat. Der Ärger darüber hat mich noch mehr motiviert, den alten Weg endgültig zu verlassen. Ich hatte all die Jahre ein Ritual, so wie wahrscheinlich jeder Raucher. Immer vor dem Schlafengehen rauchte ich eine letzte „Gute-Nacht-Zigarette". So auch an diesem Abend. Zufällig war es die letzte Zigarette in der Packung. Vielleicht war es aber auch kein Zufall. Ich rauchte sie, ich rauchte sie nicht ganz zu Ende. Ich ging mit dem Bewusstsein, die Struktur gebrochen zu haben, ins Bett. Aber auch mit der Angst, rückfällig zu werden – wie sie jeder Raucher hat. Dennoch war eine große Ruhe in mir, eine Art Gewissheit, es zu schaffen. Mir war klar, dass mich das Thema in den nächsten Monaten immer wieder beschäftigen würde. Ich hatte eine Vorahnung. Nämlich die, dass alles miteinander zusammenhängen musste, Sport, Ernährung, das Leben als Nichtraucher. Und ich beschloss einmal mehr, mich „freizulaufen"!

More Power *Tipp 3*

Sie können schon tausend Mal versucht haben, das Rauchen aufzugeben. Und immer wieder sind Sie rückfällig geworden. Ich bin fest davon überzeugt, dass es nur einen wahren Grund gibt, es nicht zu schaffen, davon wegzukommen. Es ist die Angst! Allein die Angst, rückfällig zu werden, blockiert uns. Die Angst zu scheitern, sich selbst und anderen eingestehen zu müssen, schwach gewesen zu sein. Die Angst, nicht rauchen zu dürfen, wenn man Stress hat. Die Angstliste ist beliebig fortführbar. Verabschieden Sie sich von der Angst! Denn das Erstaunliche ist: Es gibt keinen Grund, Angst zu haben! Wenn Sie aufhören zu rauchen, passiert nämlich genau gar nichts! Sie werden nicht zitternd in der Ecke liegen. Sie werden nicht zum Amokläufer, Sie werden nicht kiloweise Süßes essen, Massen an Gewicht zulegen. Keine Angst. Freuen Sie sich auf mehr Freiheit!

63

4.

Diät? Nein danke – alles unter 500 Gramm ist Carpaccio

Im Verlauf der nächsten Wochen merkte ich einerseits, dass mir meine Lungen dankten. Bei jedem Meter, den ich lief. All das, was die Experten behauptet hatten, stimmte. Plötzlich konnte ich den Wald wieder riechen. Plötzlich stellte ich fest, dass der Wald nicht nur nach Wald riecht, sondern dass er von Kurve zu Kurve anders riechen kann. Mal nach leicht fauligem Waldboden, mal nach Jasmin, mal nach alter Eiche, mal nach einer Verbindung aus Gras, Waldmeister und Laub. Jeder Meter meiner Laufstrecke roch anders und jeden Tag wieder neu. 20 Jahre hatte ich darauf verzichtet.

Andererseits quälte mich in den ersten Wochen immer noch die Sucht. Immer wieder wollte sie mich überlisten. Wollte mich zurückholen, auf die dunkle Seite der Macht. Ich beneidete Freunde, die mit einem kühlen Bier in der Hand genüsslich eine Kippe anzündeten und tief inhalierten. Ich erinnere mich besonders gut an einen klassischen Moment, der perfekt war, um rückfällig zu werden.

Ich war beruflich in Wien und sollte eine Pressekonferenz leiten. Die Vorbereitung war unglaublich stressig. Schon da vermisste ich die Zigaretten. Den Abend vor der Konferenz verbrachte ich mit zwei Radiokollegen. Ich genoss den Abend sehr. Gutes Essen, es wurde viel gelacht und wir drei schmiedeten wilde Pläne, wie die Morningshow der Zukunft aussehen müsste. Ich war plötzlich wieder in meinem Element, in meiner Welt. Endlich wieder Radiothemen. Wir begannen locker, eine neue Sendung zu planen. Mit allen drei Beteiligten. Ein Programmdirektor, ein Moderator, ein Berater. Die perfekte Konstellation. Plötzlich griff der Moderator nach seiner Schachtel Zigaretten, stand auf, und ging Richtung Ausgang. Aus einem Impuls heraus folgte ich ihm. Ich war mir auf einmal gar nicht mehr so sicher, was nun besser sein sollte: Den Wald riechen oder der Geschmack einer Gesellschaftszigarette. Der Moderator schaute mich ernst an. „Du rauchst jetzt seit drei Wochen nicht mehr, und heute wirst du nicht wieder anfangen, Mike!" „Du, ich doch nicht, für mich ist das Thema durch", antwortete ich verlogen. So verlogen, wie frisch gebackene Ex-Raucher in einer solchen Situation antworten. An diesem Abend wäre ich rückfällig geworden. Ich bin mir sicher. Und ich bin dankbar, dass es in diesem Moment jemanden gab, der mich ertappte.

Doch immer wieder musste ich an Zigaretten denken. Ich installierte mir eine Nichtraucher-App, die mir täglich sagte, wie viele Zigaretten ich nun nicht mehr geraucht hatte, wie viel Geld ich sparte. Daran klammerte ich mich in der ersten Zeit, schaute beinahe stündlich auf diese App. Vor einigen Tagen habe ich sie gelöscht. Ich schaue sowieso nicht mehr drauf. Ich merkte jedoch auch, dass ich mehr Hunger hatte als zuvor. Das lag ganz sicher an meinem Laufpensum. Ich lief nun wirklich jeden Tag. Selten über 130 Puls, aber eben jeden Tag. Und immer beinahe eineinhalb Stunden. Ich hatte mir endlich eine Pulsuhr gekauft, denn ich hatte das Gefühl, dass ich Kontrolle brauchte. Über mich, über meinen Körper, meinen Zustand. Waage, Nichtraucher-App, Pulsuhr, ich war voll ausgerüstet. Und entwickelte mich langsam zu einem Kontrollfreak. Ein paar Wochen zuvor wäre das noch ein Ding der Unmöglichkeit gewesen, ich hatte die Realität meines Gesundheitszustands eher ausgeblendet. Nun musste ich ständig Klarheit haben. Ich wollte definitiv nicht mehr in das alte Muster zurück. Auch das Nichtrauchen sorgte für mehr Hunger, mehr Appetit! Im ersten Schritt verzichtete ich nun fast vollständig auf Kohlenhydrate. Während ich mich bis dahin gerade Abends von Pizza, Nudeln und Süßigkeiten ernährt hatte, standen nun Salat, Fleisch, Fisch und Gemüse auf dem Speiseplan. Was mich fürchterlich nervte, war die Tatsache, dass ich bereits um 22 Uhr wieder Hunger bekam, wenn ich um 19 Uhr etwas gegessen hatte. So erhöhte ich einfach die Mengen.

Bis heute esse ich Massen, die ich früher nicht geschafft hätte. Und ich muss aufpassen, dass ich nicht weiter abnehme! Ich schaffte locker 600 Gramm Hähnchen am Abend, dazu Salat oder Gemüse. Nicht als kleine Beilage, sondern ebenfalls in der Variante Berg! Aber keine Kohlenhydrate dazu: keine Kartoffeln, keinen Reis, kein Brot.

Wenn mir der Zucker fehlte, und gerade am Anfang war das der Fall, aß ich zu später Stunde eine ganze Ananas mit etwas Joghurt. In der Ananas ist zwar viel Fruchtzucker enthalten, aber eben kein Industriezucker. In den ersten Monaten half mir das Modell „Ananas statt Gummibärchen". Ich war mindestens so stark zuckerabhängig wie nikotinsüchtig. Allein diese Erkenntnis ist für mich heute unglaublich viel wert.

Würde man eine klassische „Anti-Kohlenhydrate-Diät" machen, wäre Obst am Abend verboten. Obst enthält Zucker. Und Zucker ist ein Kohlenhydrat. Doch ich halte es für richtig, zwischen Industriezucker und „gesundem Zucker", also natürlichem Zucker, zu unterscheiden. Und gerade am Anfang ist Fruchtzucker sicher eine Alternative. Meiner Meinung nach ist absoluter Verzicht der erste Schritt in Richtung Rückfall. Ich hatte schon auf die Zigaretten verzichtet, ich hatte auf die Süßigkeiten verzichtet. Vor einer echten

Diät hatte ich sogar Angst! So kann ich jedem zunächst nur sagen: Konsequent zu sein ist sicher der richtige Weg, aber Zwang zum Verzicht ist für die Seele und den Körper die falsche Botschaft. Damit quält man sich, quält Geist und Körper. Und eines Tages wird man genau deshalb scheitern. Es muss eine langsame Umstellung möglich sein. Sie nehmen auch nicht in zwei Wochen 40 Kilo zu. Sie rauchen auch nicht von heute auf morgen 30 Zigaretten. Eine Struktur verändert sich langsam. In die eine, aber auch in die andere Richtung.

Ich begann, mich immer mehr mit dem Thema Ernährung auseinanderzusetzen. Ich bin so gestrickt, liberal mit vielen Dingen umzugehen. Ich finde es albern, wenn ehemalige Raucher plötzlich zu militanten Nichtrauchern werden. Ich kann es kaum glauben, wenn Ex-Fast-Food-Fans auf einmal nur noch im Reformhaus einkaufen. Ich finde es verdächtig, wenn ehemalige Sportmuffel aus dem Nichts zu Experten werden, die einem die Welt des Sports erklären. Beschäftigt man sich jedoch mit dem Thema Zucker in Lebensmitteln, muss man wirklich aufpassen, nicht verrückt zu werden. Ich finde es erschreckend, dass die Lebensmittelindustrie gezielt Zucker einsetzt, um uns – sagen wir es vorsichtig – bei Laune zu halten. Zucker ist ein Geschmacksträger, und nur deshalb ist er in Lebensmitteln zu finden, in die er sicher nicht hineingehört. Schaut man sich die Nährwertangaben einer Tiefkühlpizza an, stellt man fest, dass dort mindestens eine Handvoll Zuckerwürfel enthalten sind. Alles, was wir trinken, und sei es als noch so gesund angepriesen, ist voller Zucker. Abgesehen von Wasser natürlich. Wahrscheinlich wird es Ihnen genauso gehen wie mir am Anfang meines Weges. Auch ich bekam Wasser pur nicht gut runter. Wir alle haben dasselbe Problem. Wenn man raucht und Übergewicht hat, sagen uns die Ärzte, dass wir unbedingt abnehmen müssen. Und mit dem Rauchen müssen wir sowieso sofort aufhören. Ich habe das sicher genauso oft wie Sie gehört. Auch die Tatsache, dass ich mindestens drei Liter Wasser am Tag trinken sollte. Mir hat bis heute noch kein Arzt sagen können, wie das geht! Mit welchen Tricks man das schafft. Mit welchen Mitteln. Ich meine effektive Mittel, die einen nicht von einer Sucht in die nächste treiben. Das Nikotinpflaster konnte und kann für mich keine Lösung sein. Diäten können meiner Meinung nach lindern, aber nicht nachhaltig helfen. Säfte und Gesundheitsdrinks schmecken bestimmt lecker, steuern das Boot Mensch jedoch zielsicher in den Zuckerhafen und treiben so das Gewicht auch wieder nach oben. Das Geheimnis ist, und ich werde nicht müde, das immer wieder zu sagen: Man muss sich frei machen. Man muss Unabhängigkeit erlangen. Das Laufen sorgt für einen klaren Kopf, das Laufen sorgt für Verbrennung, das Laufen sorgt automatisch dafür, dass wir bewusster mit unserem Körper umgehen! Wer jeden Tag seine Portion Lauftraining schafft, wird nie wieder Probleme mit dem Gewicht oder der Ernährung haben. Einfach nur, weil wir immer ein Stückchen freier werden. Frei von Übergewicht, frei von Schmerzen, frei von Süchten.

Was das Thema Trinken anging, fand ich zunächst einen recht einfachen Weg. Ich besorgte mir kalorienreduzierte und zuckerfreie Getränke. Möglichst mit natürlichem Zucker. Diese mixte ich mit stillem Wasser. Am Anfang wenig Wasser, dann immer mehr. Bis ich mich langsam an den Geschmack von Wasser gewöhnte. Was vielleicht völlig verrückt klingt, war eine ganz normale Entwicklung. So, wie ich den

Wald langsam wieder riechen konnte, konnte ich nach und nach auch Wasser wieder schmecken. Und ich stellte fest, wie lecker oder auch nicht lecker Wasser schmecken kann. Und Sie? Können Sie mir sagen, wie Wasser schmecken kann? Wasser kann sehr süß oder auch alt schmecken, Wasser kann frisch schmecken und direkt ins Blut gehen! Glauben Sie nicht? Es gibt Wasser, das denselben pH-Wert wie unser Körper hat. Es gelangt so direkt in die Zellen. Und es schmeckt unglaublich gut. Sie dürfen mir glauben, Sie werden es selbst erleben, wenn Sie sich erst einmal wieder an den Geschmack von Wasser gewöhnt haben.

Auch diese Wandlung muss langsam passieren. Es hilft auch, den Saft einer Zitrone in eineinhalb Liter Wasser zu geben. Der Geschmack ist gerade im Sommer unglaublich erfrischend, und man bekommt noch ein paar Vitamine dazu. Ist das nicht besser, als sich Liter für Liter Zuckerwasser in den Körper zu pumpen? Wenn Sie lieber etwas Heißes trinken, dann ist nichts köstlicher als frischer Pfefferminztee. Marokkanische Minze kann man selbst anpflanzen. Sie wächst wie Unkraut und ist eine wahre Geschmacksexplosion. Schneiden Sie einen langen Zweig ab, geben diesen in ein großes Wasserglas, gießen heißes Wasser auf und lassen Ihren frischen Minztee zehn Minuten ziehen. Wenn Sie Süße brauchen, geben Sie einen Löffel Honig dazu. Einen besseren und frischeren Tee werden Sie nirgendwo im Beutel kaufen können. Auch der kalte grüne Tee, der oft in Kühlregalen angeboten wird, hat etwa zwei Blätter echten Tee in sich, der Rest besteht aus Wasser, Aromastoffen und Zucker.

Wenn der Anfang erst einmal gemacht ist, wird jeder nach und nach erfinderisch. Die Grundregeln für das richtige

Trinkverhalten sind ja nun recht einfach. Basteln Sie sich Ihre eigenen Getränke. Sie werden sehen: Die sind nicht nur wesentlich billiger, sie schmecken auch besser, denn es sind Ihre Getränke! Und wenn Sie sie selbst erfunden haben, und sie Ihnen schmecken, sind drei bis vier Liter am Tag gar kein Problem!

Zum Thema Alkohol: Regelmäßiger Alkoholgenuss ist eine ebenso starke Sucht wie das Rauchen. Leider wird auf diese Sucht noch nicht genug hingewiesen. Zigaretten werden enorm besteuert, bei Alkohol sollte es meiner Meinung nach auch der Fall sein. Sie dürfen sich durchaus darüber bewusst sein, dass alkoholische Getränke meist sehr zuckerhaltig und entsprechend kalorienreich sind. Merkwürdigerweise heißt es aber, dass ein Glas Wein am Abend gesund sein soll. Ich bin mir nicht sicher, wo der Ursprung dieser These liegt. Der wirkliche Ursprung. Es würde mich nicht wundern, wenn er in der Industrie zu finden wäre, beziehungsweise in der Marketingabteilung einer Getränkemarke. Was ist daran gesund, sich täglich ein paar Promille Gift in den Körper zu schießen? Was ist daran gesund, dem Körper pro Glas Wein oder Bier mehrere Hundert Kalorien zusätzlich zuzumuten? Ich kann dem nichts Positives abgewinnen. Es ist nichts gegen ein Glas Wein oder Bier zu sagen, aber jeden Tag? Ganz sicher nicht! Und warum sollen Alkohol und kalorienreiches Essen die Grundvoraussetzung zur Teilnahme am gesellschaftlichen Leben sein? Warum ist es nicht möglich, nicht zu rauchen, wenn man mit Freunden unterwegs ist? Stört es etwa, wenn man auf einer Geburtstagsfeier keinen Alkohol trinkt? Sind wir keine guten Freunde mehr, wenn nicht alle am Abend Nudeln oder Pizza essen? Sollte das so sein, sollte das die Basis sein, dann sollte man sich eventuell einmal die eigenen Freundschaften genauer ansehen. Und auch hier ist meine Devise, Sie ahnen es: Es gilt, sich frei zumachen. Diese Abhängigkeiten sind deshalb nicht gut, weil sie weder für unseren Geist noch für unseren Körper gesund oder sinnvoll sind. Die Teilnahme an einem guten Gesellschaftsleben kann nicht an solche Bedingungen geknüpft sein. Auch bei mir wurde kräftig die Nase gerümpft, auch ich musste mir so einiges anhören. Am Anfang witzelte ich noch mit; ich hatte eher ein schlechtes Gewissen. Wer will schon ein Spielverderber sein? Irgendwann wollte ich einer sein – und zwar in dem Moment, als mir die Waage anzeigte, dass ich mich der 100-Kilo-Marke näherte. Was bedeutete, dass der Spielverderber in recht kurzer Zeit 15 Kilo verloren hatte. Und je mehr meinem Umfeld genau diese Tatsache auffiel, desto weniger wurden die Aufforderungen, wieder in die alte Struktur zurückzukehren.

Die Ernährungsstruktur hatte ich recht konsequent Stück für Stück umgestellt. Ich trank in der Tat meine vier, manchmal sogar fünf Liter am Tag. Ich pflegte ein Ritual: Ich ging früh am Morgen laufen, danach sofort unter die warme Dusche und dann in die Küche, trank ausreichend Wasser und aß zwei bis drei Scheiben Vollkornbrot mit Lachs oder Hähnchenaufschnitt. Danach Magerquark mit etwas Joghurt gemischt, viele frische Früchte nach Saison, als Süße Honig oder Agavensaft. Das reichte mir meist bis zum Abend. Und dann startete meine Hähnchenparty, die mich bis heute begleitet. 400 bis 600 Gramm. Dazu Salat, Gemüse, eben einfach alles, was keine Kohlenhydrate enthält. Damit kam ich wirklich prima durch den Tag. Meine Erfahrung ist, dass es äußerst effektiv ist, am Tag schon Kohlenhydrate zu sich zu nehmen, jedoch stark zu reduzieren, und auf Industriezucker zu verzichten. Am Abend ist wirklich alles erlaubt, nur eben keine Kohlenhydrate. Es gibt unglaublich tolle Rezepte, um kohlenhydratarm durchs Leben zu kommen. Diese Form der Ernährung ist keine Diät, es ist eine Philosophie der Ernährung. Es ist keine Ernährungsumstellung, es ist eine Haltung. Für mich hat das funktioniert. Ich habe nicht nur abgenommen, ich schlafe wesentlich besser, bin wesentlich leistungsfähiger, mein Stoffwechsel ist so gut wie niemals zuvor. Diese Argumente allein sind für mich Motivation genug. Jeden Tag.

Den Aspekt der Rituale habe ich bereits angesprochen. Er ist wichtig. Rituale helfen. An ihnen kann man sich festhalten, besonders in schwachen Momenten. Und, ich will ehrlich sein, davon gibt es jede Menge. Was die Ernährung angeht, so hilft mir bis heute ein Glas Nugatcreme aus dem Reformhaus. Ich weiß, dass es im Schrank steht, ich weiß, dass es ein- bis zweimal im Monat den Punkt gibt, an dem ich eine unglaubliche Lust auf etwas Süßes bekomme. Dann kommt mein Ritual „all you can eat", oder sagen wir besser „all you want to eat" zum Einsatz. Ich greife zum Löffel und tauche ihn in die Nugatcreme. Dabei setze ich mir keine Grenze. Meist reicht es mir nach drei Löffeln. Das Glas Nugatcreme gibt mir Sicherheit. Das Ritual gibt meinen Zwängen keine Chance, denn es ist grundsätzlich sogar erlaubt, das ganze Glas leer zu löffeln.

Ein anderes Ritual ist das Frühstück nach dem Laufen. Jeden Freitag gehe ich in unser Reformhaus und bestelle ein ohne Hefe hergestelltes Buchweizenbrot. Mir schmeckt es, und nach zwei Scheiben bin ich meist satt. Ich freue mich jeden Morgen auf dieses Brot. Und auch hier ist so: Wenn ich Lust auf drei Scheiben habe, dann esse ich drei Scheiben. Die Verbrennung ist nach dem Laufen voll im Gang. Auch der Quark und das Obst danach werden direkt verwertet. Daher ist für mich dieses Ritual, direkt nach dem Laufen und der Dusche zu frühstücken, wichtig!

Wichtig ist übrigens auch das Einkaufen! Im Laufe der Zeit hat man „seine" Produkte gefunden, die zur persönlichen und gesunden Ernährung gehören. Bleiben Sie bei diesen Produkten. Halten Sie ruhig daran fest. Selbst wenn Ihr Umfeld Ihnen sagt, dass Sie doch auch mal etwas anderes essen müssen. Was ist dagegen einzuwenden, wenn es Ihnen schmeckt? Was ist dagegen einzuwenden, wenn es Ihnen guttut? Ich habe den Supermarkt meiner Ernährung gefunden. Dort gibt es jede Menge Produkte, die wesentlich zu meiner Ernährung beigetragen haben: eine besondere Sorte Wasser mit einem pH-Wert von 7,3. Einen Naturquark, der eine Mischung aus Magerquark und Joghurt ist. Hier gibt es Nüsse, die ich ebenfalls täglich esse, recht günstig. Dort kaufe ich Lachs und anderen Fisch sowie meine Bioaufschnitte.

Moment: Sie fragen sich sicher, was das soll. Was das mit diesem Buch zu tun hat. Ich will es Ihnen gerne sagen: Dieses Ritual macht mich beinahe frei von Werbebotschaften! Täglich nehmen wir mehrere Tausend auf. Die Werbung will uns ganz genau sagen, was für uns gut ist, was wir alles essen sollen. Und Sie dürfen gerne davon ausgehen, dass uns das in unserem Essverhalten beeinflusst. Zu meiner 115-Kilo-Zeit habe ich vieles ausprobiert, was die Werbung mir angeboten hat. So oft, wie Fast-Food-Ketten mir Werbespots um die Ohren schlugen, war ich dort beinahe auch zu Gast. Und so geht es auch einem großen Teil der Bevölkerung, denn: Werbung funktioniert, muss sie ja auch.

Und hier sehe ich meine These wieder bestätigt: Wenn man es schafft, sich von zu vielen Werbebotschaften frei zu machen, wird man nicht nur gesünder in Sachen Ernährung, sondern erlangt auch mehr Unabhängigkeit. Sie merken, das Prinzip „Lauf dich frei!" ist gar nicht so kompliziert. Und es hat einen entscheidenden Mehrwert: Es schafft Stück für Stück mehr Freiheit!

More Power *Tipp 4*

Eine Umstellung ist wirklich kein Hexenwerk, wenn man sich an ein paar Regeln hält, die wahre Garanten für den Erfolg sind. Vermeiden Sie Industriezucker. Ich glaube, dass weitaus mehr Menschen vom Zucker als von Nikotin abhängig sind. Unsere Gesellschaft ist auf Industriezucker fast schon abgerichtet. Ersatz gibt es genug. Honig, Stevia, Ahornsirup, Fruchtzucker, Apfelsüße und so vieles mehr. Alkohol ist meiner Meinung nach kein Genussmittel, es ist ein Gift. Wenn Sie können, lassen Sie den Alkohol zunächst einmal weg. Wenigstens für ein Jahr. Sie werden selbst merken, wie gut das tut. Kohlenhydrate nach 18 Uhr sind böse. Wenigstens so lange, bis Sie Ihr Wunschgewicht erreicht haben. Essen muss sein. Und essen Sie das, was Ihnen Spaß macht. Essen Sie ruhig bergeweise. Aber essen Sie bewusster! Wenn Sie diesen Tipp eisern befolgen und ihn mit einer Portion Laufen pro Tag kombinieren, werden Sie sich sehr schnell sehr gesund fühlen.

5.

Anruf von Klaas –
„Halbmarathon?
Niemals!"

Während meiner Zeit beim Radiosender SWR3 dachte ich vor allem an die Karriere. Ich war jung, ich war hungrig, ich war schon damals zu dick, ich rauchte schon damals zu viel. So schlimm es klingt: Mir war das egal. Ich registrierte es nicht einmal. Gestern bekam ich die Nachricht, dass ein Mitarbeiter meiner damaligen Abteilung verstorben sei. Und es ist nicht der erste. Das Mediengeschäft macht niemanden gesünder. Dieser Beruf ist wie eine Sucht. Man bekommt Anerkennung, ist mit einer gewissen Form von Macht ausgestattet, genießt scheinbar viele Vorteile, kennt Hinz und Kunz. Man klopft sich ständig selbst auf die Schulter und treibt sich gegenseitig an. „Höher, schneller, weiter" wird hier gelebt und gepflegt. SWR3 ist einer der erfolgreichsten Radiosender Deutschlands, gilt als das Bayern München der Radiostationen. Wer nicht zu 100 Prozent geerdet ist, verfällt diesem Strudel der Schulterklopferei. Die Gefahr des Realitätsverlustes ist täglich gegeben. Und das Thema Gesundheit wird von vielen Mitarbeitern völlig ausgeblendet. Verstehen Sie mich nicht falsch: Radio war mein Leben. Dieser Sender war mein Leben, und ich habe ihm viel zu verdanken. Ich habe tolle Dinge erleben dürfen. Ich bin an meiner Aufgabe dort sehr gewachsen. So geht es jedem, der einmal dort gearbeitet hat. Frank Plasberg, Elke Heidenreich, Harald Schmidt, Claus Kleber, Christian Sievers, Anke Engelke, um nur einige zu nennen. Und alle berichten das Gleiche. Alle wurden von diesem Sender geprägt. Doch ich kann mich nur an sehr wenige tiefgründige Gespräche mit Kollegen erinnern. Gut, es ist es eben auch ein Arbeitsplatz, und solche Gespräche führt man eher im privaten Kreis. Radio ist jedoch nicht einfach nur ein Job. Man ist sehr nah am „Kunden Mensch" und macht ein Programm für Menschen. Also braucht es auch Platz für Emotionen in diesem Beruf. Man braucht ein gewisses Gespür für Menschen, für Themen, die Menschen interessieren – daher ist es hilfreich, wenn man sich auch unter den Kollegen auf einer eher sensiblen Ebene begegnen kann. Konnte ich nicht. Konnten wir nicht. Leider. Oft ging es eher darum, wie dumm doch eigentlich die Hörer seien, dass sie vieles gar nicht verstehen würden. Viele Kollegen saßen auf einem verdammt hohen Journalistenross, nahmen die Hörer nicht wirklich ernst. Diese Art Überheblichkeit schlug sich auch aufs Leben nieder. Viele rauchten, waren übergewichtig, tranken zu viel Alkohol, auch Drogen waren immer mal wieder im Spiel. Nur ein Bruchteil achtete auf sich, lebte gesund. Ein noch kleinerer Bruchteil betrieb regelmäßig Sport.

Vor meiner Zeit beim Radio hatte ich eigentlich gar keine Laster. Ich rauchte nicht, ich aß im normalen Rahmen, trieb regelmäßig Sport. Und das hatte nicht etwa damit zu tun, dass ich damals mehr Zeit gehabt hätte. Diese Ausrede kann ich hier leider nicht aus dem Hut ziehen. Es hat sicher etwas mit der Berufswahl zu tun. Auch mit der Haltung, die viele Medienmenschen haben. Eine gewisse Maßlosigkeit. Von allem immer etwas zu viel. Und es ist anstrengend, immer der Beste sein zu wollen. Dafür zahlt man einen recht hohen Preis, wenn man nicht aufpasst. Zugegeben, immer mal wieder zogen Kollegen die Reißleine. Es gab einige, die sich komplett aus den Medien verabschiedeten, um sich einem „normalen" Beruf zu widmen. Andere gingen nur noch in den Sender, um ihr Brot zu verdienen, machten ihren Job und ließen pünktlich alles fallen. Kümmerten sich um sich selbst und um ihr Privatleben. Ich bewunderte besonders die Komplettaussteiger. Ich fand sie sehr mutig. Und oft hätte ich gerne auch den Mut dazu gehabt. Aber leider war ich einer gewissen Mediensucht verfallen. Jeder Versuch, ihr zu entkommen, scheiterte.

Irgendwie. Im Jahr 2000 nahm ich dann doch all meine Kraft zusammen. Ich fühlte mich in meinem eigenen Körper nicht mehr wohl. Ich war schon zu dick, ich hatte eine Trennung hinter mir, die ich noch gar nicht wirklich realisiert hatte. Vielleicht auch aus Überheblichkeit.

So beschloss ich damals, das Abenteuer Gewichtsreduktion in Angriff zu nehmen. Ganz nach Radiomanager-Manier meldete ich mich im teuersten Fitnessstudio der Stadt an. In der monatlichen Gebühr war die Nutzung aller Thermalbäder in Baden-Baden enthalten. Klar, so etwas braucht man als Radiostar. Einfach die Laufschuhe an und los, das war nicht drin. Dann hätte ich mich ja mittelmäßig gefühlt. Und mittelmäßig sein, im Sinne von „ein mittleres Maß finden" – das wollte ich einfach nicht.

So raffte ich mich also in der Tat auf und ging fortan fast täglich in das von mir auserwählte Fitnessstudio mit hoher Promi-Dichte, soweit man das von Baden-Baden sagen konnte. Typisch für mich: Es mussten eineinhalb Stunden Ausdauer und zusätzlich eineinhalb Stunden Krafttraining sein. Wie immer also von allem etwas zu viel! Ich aß gesund, allerdings rauchte ich weiter. Alkohol musste ich nicht weglassen, da ich schon damals kaum welchen trank. Einfach weil er mir nicht schmeckte. Und ich mich am nächsten Morgen meist recht elend fühlte.

In recht kurzer Zeit nahm ich über 20 Kilo ab. Ich baute Muskeln auf und Fett ab. In nur vier Monaten veränderte sich mein ganzer Körper. Aber eben nur der Körper. Und genau hier liegt aus heutiger Perspektive das Problem. Genau hier war der Grund für meinen persönlichen Jo-Jo-Effekt zu suchen. Mein Körper hatte sich verändert. Unter äußerster Disziplin, mit eisernem Willen und großer Anstrengung hatte ich es geschafft, mein Ziel zu erreichen.

Mein Kopf, meine Seele, mein Gefühl, das alles war noch immer in der alten Struktur gefangen. Ich bekam viel positives Feedback. Zunächst natürlich von meinem Trainer und den solariumschönen Mädels hinter der Powergetränke-Bar im Studio. Was mich schon sehr freute. So einfach konnte man mich glücklich machen. Es folgten meine Arbeitskollegen. Sie kamen aus dem Staunen gar nicht mehr heraus. Niemand fragte, ob es mir auch wirklich gut gehe. Sie alle sahen nur den veränderten Körper. Die oberflächliche Hülle, die sich entscheidend gewandelt hatte und die alle nun sehr schön fanden. Ich genoss die Reaktionen, hatte ich doch den Wettlauf um das perfekte Bild erst einmal gewonnen. Da machte mir niemand etwas vor. Da war ich nicht mehr Mittelmaß, da war ich sehr weit vorn.

Ganz schön schräg alles, werden Sie denken. Und Sie haben recht! Es war schräg und es hatte nichts mit Gesundheit oder Sport zu tun, sondern nur mit einem Wettkampf mit mir selbst und gegen meine Kollegen. Meine Seele war noch immer genauso krank wie vorher. Nur die äußere Hülle hatte sich verändert.

Im Sender gab es nur wenige, die meine äußere Veränderung unkommentiert ließen. Heute weiß ich, dass sie mich einfach wegen meines Wesens mochten. Deshalb mussten sie auch nichts zu meiner Verwandlung sagen. Ihnen war der Mensch Mike Kleiß wichtig, nicht das, was er zu sein vorgab. Und als sie mir das Jahre später erzählten, schämte ich mich.

Es waren genau die Kollegen, die ich besonders mochte. Ich hatte damals nur nie den Mut, es ihnen einfach auch einmal mitzuteilen! Ich fürchtete mich davor, zu viel Schwäche, zu viel echte Emotionen zu zeigen. Daher behielt ich meine positiven Gedanken über diese Menschen lieber für mich. Heute schäme und ärgere mich darüber. Vielleicht wären viele Dinge anders gelaufen, hätte ich es ihnen einfach einmal gesagt. Auf der anderen Seite blieben auch sie stumm. Sicher aus denselben Gründen. Schließlich würde man ja so einen Teil der so dermaßen coolen und lässigen Rolle aufgeben, die man Tag für Tag spielte.

Mein Kollege Klaas war damals mit Steffi, einer Moderatorin, verheiratet. Das war im Sender beim Chef nicht wirklich gerne gesehen, doch die beiden hatten es trotzdem durchzogen. Kurz bevor ich zum Sender kam, hatten sie ihre Hochzeit auf einem Pferdehof, auf dem sie nebenbei Islandpferde züchteten, gefeiert. So waren sie: nicht viel Chichi, einfach anpacken, ein paar Stühle und Tische in die Reithalle, Alkohol, gute Freunde, eine gute Band und fertig. Und genau deswegen mochte ich die beiden. Sie hatten eine Grundehrlichkeit, eine Bodenständigkeit, die mir guttat! Ich war oft bei ihnen zu Hause, besonders in Zeiten, in denen es mir nicht so gut ging. Klaas ist ein holländischer Zweimetermann, sieht aus wie der perfekte Doppelgänger des Schauspielers Nick Nolte und ist ein Kumpel zum Pferdestehlen. Als ich ihn kennenlernte, war er der Prototyp des Workaholics. Als Event Chef beim Sender waren alle von SWR3 veranstalteten Open-Air-Konzerte seine Babys. Nur Klaas schaffte es, 20, 30, 50, 80.000 Menschen zu versorgen und dabei eine perfekte Organisation an den Tag zu legen. Ich habe ihn nur mit brennender Zigarette in

Erinnerung. Dazu immer eine volle Kaffeetasse. Ich kann mich kaum an eine Situation damals erinnern, in der er „nackt", also ohne Kippe und Kaffee, anzutreffen war – die gab es so gut wie nicht.

Als ich den Sender verließ, um mich weiter um meine Karricrc und nicht um meine Gesundheit zu kümmern, musste ich auch einige lieb gewonnene Menschen verlassen. Steffi und Klaas gehörten auf jeden Fall dazu. Ich habe sehr oft an sie gedacht. Und oft habe ich mir die Frage gestellt, warum ich sie aus den Augen verloren habe. Dafür gibt es ganz bestimmt viele Gründe. Aber, um ehrlich zu sein, war ich damals nicht in der Lage, Freundschaften wirklich zu pflegen. Ich war viel zu sehr mit mir selbst beschäftigt. Schließlich war ich plötzlich, mit Anfang 30, stellvertretender Programmchef innerhalb der ARD geworden. Und gleich für zwei recht große Radiosender. Da rücken Freundschaften leider schon mal in den Hintergrund. Es gab viele Momente, in denen ich mir die Abende bei Wein und guten Gesprächen in Baden-Baden zurückwünschte. Aber ich war auch nicht in der Lage, einfach einmal den Telefonhörer in die Hand zu nehmen. Umgekehrt blieb leider auch mein Telefon stumm.

So ambivalent ich den sozialen Netzwerken auch gegenüberstehe – ich bin mir nicht sicher, ob dieses Buch ohne Facebook entstanden wäre. Und, was noch viel wichtiger ist, vielleicht hätte auch meine Veränderung in Sachen Leben, Sport und Gesundheit nie stattgefunden.

Im Februar 2012, als ich gerade mit dem Laufen wieder begonnen und gerade den Zigaretten abgeschworen hatte, bekam ich bei Facebook eine Freundschaftsanfrage von Klaas.

Sofort bestätigte ich. Und recht schnell merkte ich, dass sich bei Klaas etwas verändert hatte. Das zeigte sein Profil. Seine Texte wirkten weicher, das, was er postete, machte den Eindruck, dass es wohldurchdacht war.

Wir tauschten uns intensiv über die vergangenen Jahre aus. Sofort war der alte Draht wiederhergestellt. Alles wirkte sehr vertraut. Nur irgendwie erwachsener. Klaas hatte sich von Steffi getrennt. Er war eines Morgens in den Radiosender gefahren und hatte seine Kündigung eingereicht. Einfach so. Die Zeit war für ihn gekommen, den Sender, der einst sein und auch mein Leben gewesen war, zu verlassen. Klaas rauchte seit über einem Jahr nicht mehr. Klaas machte Sport, Klaas ließ sich seine Zähne behandeln. Und ... Klaas lief! Er hatte sich scheinbar schon „freigelaufen", und das mit großem Erfolg. Klaas war schon einige Schritte weiter als ich. Auch, was das Training anging. Wir tauschten uns aus, wir hatten sofort ein Thema! Das war schon immer so gewesen zwischen uns. Nur waren es früher sicher ganz andere Themen als heute. Wir gingen wesentlich sensibler miteinander um, nicht nur erwachsener. Wir konnten uns über sehr private Dinge austauschen, ohne Angst haben zu müssen, das Gesicht zu verlieren. Auch das ist Freiheit. So erlebte ich es während unseres „neuen" Austauschs. So erlebe ich es bis heute! Wir sprechen uns nicht oft. Wir sehen uns noch viel seltener, aber die Kraft ist deutlich stärker geworden.

Im März 2012, kurz nach meinem 42. Geburtstag, erhielt ich wieder eine Nachricht von Klaas. Zugegeben, wir stichelten uns in alter Manier immer noch gegenseitig ein wenig. Das „Jungsding", wer weiter laufen kann, das Spiel musste dann doch irgendwie zwischen uns sein. Eigentlich ein unfaires

Spiel, denn Klaas lief schon viel länger und ich war noch immer deutlich zu schwer. Ich lief mittlerweile jeden Tag etwa zehn Kilometer. Aber mehr war einfach nicht drin. Gut, ab und zu schaffte ich die 13-Kilometer-Marke, aber das war auch wirklich das Maximum, was ich an Energie aufbringen konnte.

An diesem Tag im März 2012 hatte Klaas eine verwegene Idee. Er hatte sich für den Halbmarathon in Mainz angemeldet. 21 Kilometer, eine für mich schier unüberwindbare Distanz. Niemals zuvor hatte ich an einem solchen Wettkampf teilgenommen. Es wäre sowieso ein Wettkampf mit mir selbst geworden – zunächst. Mir fehlte für eine solche Herausforderung auch noch der geistige und seelische Horizont. Ich war schwer beeindruckt von Klaas und ich teilte ihm meinen Respekt mit. Im Leben hätte ich nicht daran gedacht, von mir selbst aus hier mitziehen zu wollen. Es kam jedoch, wie es kommen musste! Klaas forderte mich auf, den Halbmarathon mitzulaufen. Und das „Jungsding" triggerte er damit voll und ganz an. Dennoch erbat ich mir Zeit, um die ganze Sache gut zu überlegen. Ich wusste genau: Würde ich diese Idee meinem Umfeld mitteilen, müsste ich mich einigen Diskussionen stellen. Erfreut wäre hier sicher niemand. Doch eine innere Stimme sagte mir: Tu es. Mach es für dich selbst. Ankommen ist alles. Und dieser Meilenstein bedeutet Freiheit. Jedenfalls ist es ein großer Schritt in Richtung Freiheit. Geh diesen Schritt. Nicht Klaas zuliebe, nicht, um es allen zu beweisen, einfach nur, um einen Schritt in Richtung Freiheit zu gehen.

Anruf von Klaas – „Halbmarathon? Niemals!"

More Power *Tipp 5*

Gerade wenn Sie der Meinung sind, dass Sie voll im Leben stehen, dass Sie im Beruf Stärke präsentieren müssen, dass Schwäche zu Misserfolgen führt, gerade dann laufen Sie sich frei! Frei von solch selbst auferlegtem Druck. Sie werden diesen sehr wahrscheinlich sowieso nicht lange durchhalten. Suchen Sie sich Verbündete, mit denen Sie über Ihren neuen Weg reden können. Teilen Sie Erfolge, aber auch Momente des Scheiterns mit ihnen. Sie werden natürlicher, menschlicher, und man wird Ihnen echte Motivation dafür geben. Man wird Ihnen echte und tiefe Wertschätzung entgegenbringen. Unabhängig davon, was für ein toller Hecht Sie im Leben sind. Setzen Sie sich bereits das nächste Ziel, wenn Sie das erste schon vor Augen haben. Schaffen Sie sich einen Fluss an Zielen. Einen Fluss, der nie endet.

6.

„21 Kilometer Wahnsinn" – ein Halbmarathon als Lebenstreiber

Ich gebe es zu: Ich habe nicht wirklich lange überlegt. Es war eine reine Bauchentscheidung. Sie hatte nichts mit Vernunft, nichts mit Strategie zu tun. So wie ich entschieden hatte, einfach loszulaufen, so wie ich entschieden hatte, einfach mit dem Rauchen aufzuhören, so entschied ich mich für den Halbmarathon. Ich glaube fest daran, dass man eine solche Entscheidung nur für sich treffen kann. Und es macht wenig Sinn, mit anderen darüber zu diskutieren. Weil es zu viele verschiedene Meinungen gibt. Weil es jeder besser weiß. Weil es Vernunftargumente gibt, die Totschlagargumente sind. Allein das Vorhaben, 21 Kilometer recht zügig laufen zu wollen, löst bei den meisten Menschen Kopfschütteln aus. Ich traf die Halbmarathonentscheidung ganz bewusst allein. Ich wollte es mir nicht selbst beweisen. Ich wollte keinen Wettkampf mit Klaas, den hätte ich sowieso verloren. In diesem Fall ging es nicht um Gewinnen oder Scheitern. Wenn, dann konnte es nur ein Gewinn für mich selbst werden. Und ich konnte in dieser Situation nur für mich selbst eine Art Grundsatzentscheidung treffen. Warum wollte ich diese Aufgabe meistern? Was war mein wirklicher Treiber? Diese Fragen gingen mir nach dem Telefonat mit Klaas immer wieder durch den Kopf. Und natürlich auch die Frage: Kann ich mir und meinem Körper diese Belastung zum jetzigen Zeitpunkt überhaupt zumuten?

Die wohl wichtigste Frage war die nach dem Treiber. In den letzten eineinhalb Jahren hat es immer wieder „Meilensteine" gegeben. Punkte, an denen ich Grundsatzentscheidungen treffen musste. Nach dem Meilenstein „ich laufe jeden Tag, stelle die Ernährung um, höre auf zu rauchen" war dies nun der nächste für mich sehr deutliche Meilenstein. Sollten Sie sich entscheiden, den „Lauf dich frei"-Weg zu gehen, so richten Sie sich schon einmal auf diese Meilensteine ein. Und freuen Sie sich darauf, jeden einzelnen zu erreichen und hinter sich zu lassen. Sie glauben nicht, wie viel Freiheit sich hinter jedem Meilenstein verbirgt.

Meinen Treiber für den Halbmarathon musste ich recht lange suchen. Zunächst war ich davon überzeugt, dass es meine Gesundheit war, die ich stärken wollte. Und das Training für den Halbmarathon sollte dies unterstützen. Dachte ich. Und damit machte ich mir eindeutig etwas vor. Tatsächlich ist ein Halbmarathon eine enorme Belastung für den Körper. Und sicher nicht unbedingt gesund, nicht in meinem körperlichen Zustand zu diesem Zeitpunkt. Für die Gesundung der Seele jedoch mit Sicherheit eine gute Sache, ganz klar. Doch der Haupttreiber für die 21 Kilometer war ein ganz anderer. Ich wollte für mich selbst ein Zeichen setzen. Ich wollte den Beweis, dass ich nie wieder in die alte Struktur der Fettleibigkeit und des Rauchens zurückwollte. Der Meilenstein Halbmarathon sollte wie ein Berg sein, über den ich hinwegkommen musste. Ich stellte mir vor, dass hinter dem Berg ein wunderbares Tal zum Vorschein kommen würde. Ein Tal der Ruhe, des Ankommens, des Durchatmens. Ein Tal, das mich für meine Strapazen belohnen würde. Ich war davon überzeugt, dass ich diesen Berg bezwingen musste, um endgültig von meinen Süchten und alten Strukturen loskommen zu können. Ich war mir sicher, dass ich erst dann im wahrsten Sinne über alles hinweg sein würde. Ich habe mir für dieses Buch fest vorgenommen, keine Expertentipps zu geben. Und – ob Sie es glauben oder nicht – ich habe mir nicht eines dieser Expertenbücher durchgelesen. Und ich werde es auch nicht tun. Ich möchte nur meine Erfahrungen weitergeben und von dem berichten, was mir persönlich geholfen hat. Diese Meilensteine gehören sicher dazu. Sie haben mich stark gemacht, sie haben mich motiviert, sie haben mir Kraft gegeben. Auch der Meilenstein Halbmarathon.

Um ehrlich zu sein, ist mit diesem Meilenstein bereits ein zweiter eng verknüpft. Ich meldete mich online für den Halbmarathon in Mainz an – noch ohne zu wissen, wie ich es überhaupt schaffen sollte, die 21 Kilometer zu bewältigen. Doch als ich die Anmeldebestätigung per E-Mail bekam, fasste ich einen Entschluss. Es war eine Art Eingebung. Und nochmals: Es mag esoterisch klingen, was ich durchaus nicht bin, aber sollten Sie an diesen Meilenstein gelangen, so kann es Ihnen so gehen wie mir. Also: Sehen Sie sich gut vor! Ich suchte im Internet die Seite des Köln-Marathons. Ich hatte nur davon gehört, dass er im Herbst 2012 stattfinden würde. Und in der Tat war er auf Oktober terminiert. Ich blieb auf dieser Seite förmlich hängen. Meine Augen wanderten immer wieder über die Streckenkarte. Es ging quer durch die Straßen „meiner" Stadt. Und wenn man sich auskennt, dann kommt einem diese Route unendlich lang vor. Schon allein auf dem Papier. Was würde das für mich bedeuten? Vor allem die Tatsache, dass ich nach nur zehn Monaten Training 42,195 Kilometer laufen würde? Wofür andere eventuell Jahre brauchen, sollte ich also in zehn Monaten schaffen? Passen würde es zu mir, dachte ich. Von allem viel. Und das schnell. Das war immer mein Lebensmotto gewesen, wenn ich es auch so nie kommunizierte. Ich kann Ihnen heute nicht mehr genau sagen, wie ich die Onlinebestätigung ausfüllte. Ich weiß nur noch, dass ich auch darüber nicht lang nachdachte. Ich bin ein Mensch, der sich immer Ziele setzt.

Und ich bin der Überzeugung, dass es gut ist, Ziele zu haben. Der Blick nach vorn ist wichtig. Bewegung ist wichtig. In Bewegung zu bleiben. Im Fluss zu bleiben. Wenn ich zurückschaue, hatte es für mich eine gewisse Logik, dass ich mich für den Köln-Marathon 2012 anmeldete. Denn sollte ich den Halbmarathon wirklich schaffen, so musste ich im Training bleiben. Ja, ich musste das Training sogar noch erweitern, um den Marathon überhaupt meistern zu können. Der „Wahnsinn" nahm also seinen Lauf! Bevor ich den Halbmarathon in Mainz überhaupt gelaufen war, hatte ich mich für den ganzen Marathon in Köln schon angemeldet. Ich musste sofort Klaas anrufen, musste versuchen, ihn zum Mitmachen zu bewegen! Während des Telefonats wurde mir jedoch bewusst, dass ich die Entscheidung „Marathon" für mich ganz allein getroffen hatte und auch die Strecke allein hinter mich bringen müsste. Klaas lachte nur, als ich ihm von meinem Plan erzählte. Er freute sich, dass wir in Mainz gemeinsam an den Start gehen würden, doch die Sache mit dem Marathon in Köln fand selbst er etwas übertrieben. Aber so bin ich eben. Ein „ganz oder gar nicht"-Typ. Ich kann einfach keine halben Sachen. Also nicht nur. Ich muss dann mit den ganzen Sachen weitermachen.

Doch was, wenn ich scheitern würde? Ich bin der Meinung, dass das Scheitern auch zu einem Weg dazugehört. Scheitern ist erlaubt. Es ist nicht erstrebenswert. Ganz sicher nicht. Aber es gehört dazu, zum Leben und auch zu einem solchen Lebensweg. So sagte ich mir: „Du kannst den Marathon immer noch einfach absagen. Wenn du den Halbmarathon nicht oder nur unter größten Schmerzen schaffst, dann kannst du absagen. Das ist nicht toll, aber die Möglichkeit besteht!"

Noch einige Jahre zuvor wäre das für mich überhaupt nicht infrage gekommen. Diese Form der Schwäche hätte ich nie ins Kalkül gezogen, noch weniger hätte ich sie kommuniziert. Auf gar keinen Fall. Wahrscheinlich hätte ich eine Verletzung oder aber einen wichtigen Geschäftstermin als Grund der Absage vorgeschoben. Einfach nur, um das Bild des Helden nach außen nicht zu zerstören. So wurde ich erzogen. „Bist du der schillernde Held, wirst du geachtet und geliebt – bist du es nicht: keine Liebe, keine Achtung!" Und ich handelte jahrzehntelang danach. Es führte zu dem, was ich geworden war. Sicher auf eine Art erfolgreich. In unserer Gesellschaft angesehen. Der Preis, den ich dafür bezahlen musste, war sehr hoch. Und es war durchaus eine neue Erfahrung, mich von dieser Lebenslüge und alten Struktur frei zumachen, mich freizulaufen! Ich war mir sicher, dass ich keine Ausreden benutzen würde, sollte alles schiefgehen. Dass ich es mir und allen Beteiligten eingestehen können würde, wenn es einfach nicht ging. Auch das ist eine Art kleiner Meilenstein, der jedoch etwas mit der Psyche zu tun hat. Die sich während dieser eineinhalb Jahre, von denen ich erzähle, auch immer wieder veränderte.

Ich hatte nur wenige Monate Zeit, mich vorzubereiten. Ich hatte 21 Kilometer zu bewältigen. Und mein Körper schmerzte. Ich musste durch einen recht harten Winter laufen. Mit Eis und Schnee. Mein Gewicht ging zwar immer weiter nach unten, doch meine Knie waren immer wieder kurz vorm Aufgeben, was mich aber nicht sonderlich beunruhigte, denn ich wusste ja mittlerweile, dass mein Körper mich überlisten wollte. Einen Halbmarathon wollte er mich auf gar keinen Fall laufen lassen. Täglich suggerierte er mir, dass es zu Hause vor dem warmen Kamin eigentlich viel angenehmer sei. Mit viel Süßem, mit Nudeln, Pizza, eventuell auch wieder einer guten Zigarette. Aber ich hatte meinen „Berg", meinen Meilenstein, bereits vor Augen.

Es gab nur ein Ziel. Ankommen wollte ich. Einfach nur ankommen. 16 Kilometer war ich jetzt bereits einmal gelaufen. Und ich rechnete aus, dass ich ungefähr zwei Stunden, vielleicht etwas länger, für den Halbmarathon brauchen würde. Ich experimentierte gerade in dieser Phase viel mit der richtigen Kleidung, der richtigen Energiezufuhr während der langen Läufe, und probierte verschiedene Lauftechniken aus. Ebenso versuchte ich, mich mental auf die 21 Kilometer einzustellen. Bei der Kleidung stellte sich heraus, dass ich es sehr warm brauchte. Je mehr Gewicht ich verlor, je weniger Fettanteil mein Körper hatte, desto schneller wurde mir kalt. Vor allen Dingen an den Beinen und den Gelenken. Ich hatte das Gefühl, diese Bereiche schützen zu müssen. Und während andere Läufer eher weniger Stoff trugen, packte ich mich immer wärmer ein. Ich bin davon überzeugt, dass auch hier jeder für sich selbst herausfinden muss, was ihm guttut. Ich fände es fatal, wenn es hier allgemeingültige Regeln geben sollte. Unsere Körper reagieren völlig unterschiedlich auf solche enormen Veränderungen. Ich kann immer nur dafür plädieren, auf sich selbst zu hören. Am Ende geht es nicht darum, Experten hinterherzulaufen, sondern es geht darum, gesund zu werden. Und darum, gut ins Ziel zu kommen. Wie auch immer ein jeder sein eigenes Ziel definieren mag.

Heute laufe ich jeden Tag 16 Kilometer. Oft auch mehr. Im März und April 2012 lief ich diese Distanz genau zwei Mal. Und zwar zur Vorbereitung des Halbmarathons. Wenn ich zurückblicke, finde ich es kaum fassbar, wie sich mein Körper umgestellt hat. Selbst 20 Kilometer, also fast ein Halbmarathon, sind für mich eine ganz gute Trainingsdistanz. Noch vor etwas mehr als einem Jahr waren 16 Kilometer das Maximum, das ich leisten konnte. Um dies überhaupt meistern zu können, nahm ich teilweise unterstützend Aspirin ein. Es gab mir die Sicherheit, nicht zu große Schmerzen ertragen zu müssen. Ferner tat mir die geringe Blutverdünnung wirklich gut. Ich hatte in jedem Fall den Eindruck, etwas leichter laufen zu können. Auf den 16 Trainingskilometern schleppte ich außerdem eine Menge Kohlenhydratgel und Getränke mit. Ich war mir sicher, dass mein Körper etwas, wenn nicht alles, davon brauchen würde. Heute muss ich auch darüber schmunzeln, aber vor etwas mehr als einem Jahr war das eine ernste Sache. Und ich bin mir sicher, dass ich das damals alles wirklich gebraucht habe. Auch meinem Körper hat es gutgetan. Und wenn es doch nur für die Psyche war, dann war es die richtige Entscheidung, für diese kurze Strecke all den Proviant mitzunehmen. Am Ende müssen nur Sie sich wohlfühlen. Am Ende sind Sie der, der lacht. Weil man, eben jeder auf seine Weise, das Ziel erreicht, den Berg bezwingt, den Meilenstein nicht nur setzt, sondern auch hinter sich lässt. Und nur darauf sollte es meiner Meinung nach ankommen. Wenn Sie für sich selbst die Entscheidung treffen, dass Sie ganz ohne Zusatznahrung ins Ziel kommen, dann nur zu. Auf das Trinken würde ich eher nicht verzichten. Gerade am Anfang nicht. Es gibt eine gewisse Logik, was das Trinken angeht. Wenn wir wissen, dass wir zu 80% aus Wasser bestehen, dann ist Trinken sinnvoll. Besonders dann, wenn man durch das Laufen Flüssigkeit verliert. Wenn Sie auch im Winter lieber in kurzen Hosen laufen wollen, weil Sie gut damit klarkommen, nur zu. Auch stellt sich die Frage, ob man zwingend eine Pulsuhr benötigt. Ich habe es mit und ohne eine solche Uhr probiert. Heute kann ich es mir nicht mehr vorstellen, ohne entsprechendes Gerät zu trainieren. Meine Uhr mit GPS-Funktion gibt mir in jedem Fall Sicherheit. Für mich ist es gut und wichtig, den genauen Puls ablesen zu können. Ich kontrolliere gerne den Stand der Dinge. Und werte meine Läufe aus. Das motiviert mich zusätzlich. Man muss sich nicht unnötig in Gefahr bringen, wenn man am Limit läuft. Es ist in jedem Fall gut zu wissen, wann man im roten Bereich trainiert. Es gibt Dinge, auf die ich achte. Vor allem höre ich auf meinen Körper, ja ... auch auf meinen Verstand. Die beiden auszuschalten wäre grob fahrlässig. Und hier mache ich auch keine Kompromisse. Ich bin der Meinung, dass derjenige, der weder auf den Körper noch den Verstand hört, besser die Beine auf der Couch lässt. Denn diese beiden „Kumpels" zu ignorieren bedeutet für mich, dass man eine Art Roulette mit dem Leben spielt. Gerade dann, wenn man übergewichtig ist, raucht und ungesund lebt.

Der Tag des Halbmarathons rückte immer näher. Und langsam, aber sicher, wurde ich doch recht aufgeregt. Körperlich ging es mir durch das intensive Training gut. Seelisch war ich jedoch sehr unsicher. Auf der einen Seite wusste ich, dass ich die Strecke schaffen würde. Und nur das Ankommen war das Ziel. Auf der anderen Seite hatte ich immer noch Angst davor, zu scheitern. Heute lebe ich nicht mehr mit der Angst, „rückfällig" zu werden. Denn ich habe einige Meilensteine hinter mich bringen können. Und Sie dürfen es mir glauben: Jeder Meilenstein, den man überwindet, gibt mehr Sicherheit und Kraft. Aber im Mai 2012, an einem kühlen und regnerischen Tag, hatte ich den größten Brocken zunächst noch vor mir.

Ich traf Klaas mit seiner neuen Liebe, Claudia. Er nannte sie liebevoll „Coach". Claudia hatte Klaas in der Trainingsphase sehr unterstützt, hatte ihm bei seinem Lebenswandel geholfen. Ich freute mich für Klaas, dass er derart tolle Unterstützung hatte. Ich dagegen war den Weg bisher allein gegangen. Vielleicht bin ich einfach der Typ dafür. Wir drei unterhielten uns, witzelten ein wenig, aber schon eine Stunde vor dem Start ging ich sehr in mich. Ich beteiligte mich zwar noch oberflächlich am Gespräch, legte mir aber im Geiste eine Strategie zurecht. Ging in Gedanken die Strecke durch, und die Aufregung in mir steigerte sich von Minute zu Minute. Immer mehr Menschen strömten in Richtung Start/Ziel, es verbreitete sich eine unglaubliche Hektik. Und so zog ich mich immer mehr in mich selbst zurück. Ich brauchte Ruhe, ich musste mich konzentrieren. Nach außen gab ich den lockeren, gelösten Mike. Ich war damals einfach noch nicht an dem Punkt, zugeben zu können, dass mir, auf Deutsch gesagt, der Arsch auf Grundeis ging. Nicht wegen den bevorstehenden 21 Kilometer. Vielmehr war es der Respekt vor diesem Meilenstein. Ich wollte, nein, ich musste ihn erreichen und überwinden. Ich musste für mich selbst ein Zeichen setzen. Ich wollte definitiv nicht mehr an den Punkt zurück, an dem ich Anfang des Jahres 2012 gestartet war. Davor hatte ich große Angst. Wie ein Süchtiger eben, der Angst hat, rückfällig zu werden.

Wir gingen in Richtung Start. Wie in Trance nahm ich die letzten Meter bis zu dem Block, in dem ich starten sollte. Klaas immer an meiner Seite. Überall Menschen, überall Läufer. Und alle sahen sie wesentlich trainierter und fitter aus als ich. Es fiel mir schwer, einen klaren Gedanken zu fassen. Doch auf den letzten Metern wurde mir klar: „Wenn du hier, an dieser

Stelle, später wieder ankommst, wird es nur noch vorwärts-
gehen. Du wirst eine neue Lebensqualität erlangen und dich
endgültig von alten Strukturen verabschieden können."

Es mag merkwürdig für Sie klingen, aber für mich war es
so, wie wenn man sich von einer langjährigen Beziehung
trennt, die nicht mehr guttut. Es ist schmerzhaft, man
muss loslassen, obwohl man sich vielleicht noch immer
liebt. Man hängt an Erinnerungen, an Gedanken, an einem
alten Leben. Loslassen setzt Taten voraus. Und vor der ersten großen Tat stand ich nun. Ich wollte loslassen, musste
loslassen, und es fiel mir unendlich schwer. Es wäre Unsinn, sich an dieser Stelle etwas vorzumachen. Ich bin mir
sicher, dass jeder, der an einem solchen Punkt angelangt
ist, ähnlich empfinden wird. Sich „freizulaufen" bedeutet
auch, Abschied zu nehmen, und zwar ganz bewusst. Wer
glaubt, dass das Leben so weitergeht wie bisher, der hat sich
getäuscht. Was man sich, seinem Körper und seiner Seele
antut, ist ein gravierender Einschnitt. Dessen sollte man
sich bewusst sein. Der Lohn jedoch ist Freiheit! Leichtig-
keit! *More Power*, mehr Kraft und Energie, man sieht das
Leben wirklich anders. Man erlebt es intensiver. Und allein
dafür lohnt sich dieser Weg.

Den Startschuss hörte ich zwar, aber er klang sehr unwirklich, sehr entfernt, fast wie in einem Traum. Von einer Sekunde auf die nächste war ich jedoch wieder bei mir. Wach.
Knallwach sozusagen. Klaas setzte sich mit riesigen Schrit-
ten neben mir in Bewegung. Eigentlich logisch, der Mann ist
einen Kopf größer als ich. Sofort kam so etwas wie Spaß auf.
Wir gaben mächtig Gas, lachten viel, unterhielten uns. Ich
bin mir sicher, dass wir beide unsere Unsicherheit ein wenig

97

überspielten. Und nach Kilometer 10 machte ich sogar noch ein kurzes Video und stellte es bei Facebook ein. Doch da bekam ich einen leichten Anpfiff von Klaas. Völlig zu Recht. Anstatt Videos zu posten, sollte ich mich besser auf den Lauf konzentrieren. Und bereits bei Kilometer 12 musste ich das auch. Ich hatte einen fatalen Fehler begangen und mich der Laufgeschwindigkeit von Klaas angepasst. Ich hatte meinen eigenen „Beat" völlig aus den Augen verloren. Wenn Klaas einen Schritt machte, machte ich zwei. Und es liegt auf der Hand, dass das nicht bis zum Ende gut gehen konnte. Ferner hatte Klaas einen guten Trainingsvorsprung. So kam es, wie es kommen musste. Ab Kilometer 14 musste ich meinen Kumpel ziehen lassen. Und ab diesem Moment begann ein sehr einsamer Kampf. Ein Kampf gegen das Scheitern noch dazu. Die Strecke in Mainz tat ihr übriges. Es ging durch ein Industriegebiet, das nicht unbedingt zu meiner Motivation beitrug. Es ging über Kopfsteinpflaster, das in meine Knie hämmerte, ich schleppte mich von Kilometer zu Kilometer. Ich registrierte die Anfeuerungsrufe des Publikums nicht mehr. Ich hatte nur noch einen Gedanken im Kopf: nur nicht aufgeben. Nicht scheitern. Du musst diesen Meilenstein hinter dir lassen, das ist alles, was nun zählt. Ich fühlte mich plötzlich sehr allein mit mir selbst. Auch diesen Meilenstein musste ich allein meistern. Scheitern kam nicht in Frage, nicht mehr jetzt, ich hatte Kilometer 20 passiert und kam dem Zieleinlauf immer näher. Ich hatte starke Schmerzen. Ich bekam genug Luft, das war nicht das Problem. Aber mit den Kräften war ich am Ende. Ich war derart am Limit, dass ich nicht einmal die Anfeuerungsrufe meiner Frau und unserer Bekannten Charly hörte, die sich kurz vor dem Ziel die Seele für mich aus dem Leib schrien. Ich bekam einfach nichts mehr mit.

2 Stunden, 32 Minuten. Ich stoppte direkt hinter der Zielflagge und fühlte mich einfach nur frei. Weder glücklich noch traurig. Weder spürte ich Schmerzen noch den Rest meines Körpers. Ich hatte den Meilenstein erreicht. Obwohl ich fast gescheitert wäre. Ich fühlte Freiheit, und plötzlich war mir ganz klar, dass ich den Marathon in Köln nicht absagen würde. Schon in diesem Moment definierte ich ihn als meinen neuen Meilenstein. Einen Meilenstein für noch mehr Freiheit.

More Power *Tipp 6*

Sich „freizulaufen" ist kein Wettbewerb. Es geht nicht um höher, schneller, weiter. Es geht zunächst nur um Ihre Gesundheit. Ihr Wettkampf ist zunächst nur ein Wettkampf mit sich selbst. Und – das dürfen Sie mir gerne glauben – damit sind Sie erst einmal voll und ganz ausgelastet. Auch ein Halbmarathon ist zunächst nicht Ihr Wettkampf. Wenn Sie sich dafür entscheiden, eine solche Hürde zu nehmen, dann laufen Sie Ihr eigenes Rennen. Gegen sich selbst, nicht gegen die anderen Läufer. Das würden Sie wahrscheinlich verlieren, und Demotivation sollten Sie am Anfang besser vermeiden. Trainieren Sie ausreichend für eine solche Herausforderung. Gehen Sie diesen Weg nur, wenn Sie das Gefühl haben, sicher ans Ziel kommen zu können. Es geht nur um das Ankommen. Und das ist keine Floskel, sondern mein voller Ernst. Nur Erfolge machen wirklich frei. Und am Anfang sollte man Erfolge sicherstellen, soweit es geht.

7.

Begegnungen I – Menschen meiner Strecke, Motivation aus Emotionen

Auf meinem Weg haben mich viele Menschen begleitet, obwohl manche von ihnen gar nicht wissen, dass ich mich von ihnen begleitet fühle. Klaas zum Beispiel. Er hat mich nicht nur beim Halbmarathon begleitet, auch die Gespräche, die wir im Vorfeld führten, waren für mich extrem hilfreich.

Vor allem motivierten sie mich. Und gerade bei meinem Vorhaben war Motivation immer ein wichtiger, wenn nicht der wichtigste Punkt. Es wäre verlogen zu sagen, dass es nicht auch Tage gab, an denen ich ans Aufgeben dachte. Sie kamen zwar immer seltener vor, aber hier und da schlichen sie sich noch ein. Immer mal wieder lockte das Nikotin. Immer mal wieder lachten mich Nudeln, Pizza und Süßigkeiten an. Und der Körper schrie nach einem Stopp. Verlangte nach den alten Strukturen. Ein völlig normaler Prozess. Und sollten Sie sich auf den Weg machen, sollten Sie die Entscheidung treffen, sich „freizulaufen", so stellen Sie sich darauf ein, dass Sie immer wieder einen Kampf mit Ihrem inneren Schweinehund, mit der alten Struktur Ihres Lebens führen werden. An die man sich gewöhnt hat. Und sie sich an uns. Das Gute ist, Sie sind nicht allein damit! Und es wird immer wieder Menschen geben, die Sie unterstützen. Klaas zum Beispiel hat mich immer motivieren können. Manchmal nur durch ein aufmunterndes: „Das schaffst du schon, Mike", manchmal durch einen Erfahrungsaustausch zur Lauftechnik. Die Gespräche mit ihm machten mir Mut. Auch in der Vorbereitung zur Bewältigung meines ersten Meilensteins, des Halbmarathons in Mainz. Und es tut gut, ab und an auch Schmerzen zu teilen. Nicht nur die körperlichen Schmerzen, die zwangsläufig immer mal wieder auftreten. Auch die seelischen Schmerzen, die es mit sich bringt, Abschied von einer alten Struktur zu nehmen. Wie bereits gesagt, kann sich das anfühlen wie eine Trennung nach einer langjährigen Beziehung. Und wer würde behaupten, dass das nicht wehtut! Mit Motivation kommt man aber immer wieder einen kleinen Schritt weiter. Oft sind es nicht einmal die offensichtlichen Komplimente und Aufmunterungen, die zur Motivation beitragen. Es können Halbsätze und Gedanken anderer Menschen sein. Man muss nur genau hinsehen und hinhören.

Als ich anfing, mich freizulaufen, hatte ich dafür kaum einen Sinn. Ich polterte einfach durch den Wald und war nur mit mir selbst beschäftigt. Meine Energie verwendete ich vor allem dafür, überhaupt mein Ziel zu erreichen. Jeden Tag zu laufen war für mich gerade am Anfang pure Disziplin. Es nicht wieder abreißen zu lassen, war die allererste Pflicht. Ich konnte gerade noch auf meine Hunde achten. Und ich begann damit, auf meinen Körper zu hören. In meinen Körper hineinzuhören. Und damit war ich fast schon überfordert. Ich war noch kilometerweit davon entfernt, einen Lauf wirklich genießen zu können. Zunächst führte ich einen recht harten Kampf mit mir selbst. Die lang gelernten und selbst antrainierte Süchte produzierten natürlich die eine oder andere Entzugserscheinung, auch verbunden mit Aggressionen. Ich durchlief, im wahrsten Sinne des Wortes, alle Höhen und Tiefen eines Abhängigen, der versucht, von seiner Sucht loszukommen. Es war klar: Ich musste all meine Kraft bündeln. All meine Konzentration. Es ging zunächst darum, ein wenig Freiheit wiederzuerlangen. Und erst nach und nach entwickelte ich einen Blick für all das, was um mich herum passierte.

Die Hunde hatten bereits nach einigen Wochen neue Freunde gefunden. Ein Phänomen unter Hundebesitzern ist ja, dass man die Namen der Hunde sehr schnell kennt, während die

103

Besitzer sich einander selten vorstellen, und so bleiben viele Menschen für immer nur das Herrchen von Cio oder die Besitzerin von Balou. So war es auch in meinem Fall. Ich hatte mir meine feste Laufstrecke ausgesucht. Sie war recht abwechslungsreich. Für meine Knie war sie ganz angenehm. Der Boden war ein Mix aus Asphalt, Schotter, Waldboden und Gras. Es ging an Feldern vorbei und eine lange Strecke durch den Wald. In den vergangenen eineinhalb Jahren sind mir hier immer wieder Menschen begegnet. Oft mit, eher selten ohne Hund. Es kann natürlich sein, dass mir die mit Hund eher aufgefallen sind. Ohne dass sie es wussten, begleiteten sie mich auf meinem Weg. Und mit ein paar von ihnen habe ich wunderbare, wenn auch kurze Gespräche geführt. Viele haben mir Kraft gegeben. Aus vielen Momenten konnte ich neue Motivation gewinnen. Und es gab Begegnungen, mit denen ich niemals gerechnet hätte.

Das Herrchen von Sammy nannte ich immer den „Schleicher". Sammy ist ein Münsterländer mit einem Hautproblem. Ständig fehlt ihm an mehreren Stellen das Fell. Ich bin mir nicht sicher, ob es Schuppenflechte auch bei Hunden gibt, aber genau so sieht es bei Sammy aus. Sammy ist ziemlich desinteressiert an anderen Hunden. Er hat wohl viel mit den juckenden Stellen zu tun. Und wenn nicht damit, dann ist er auf Hasenjagd, und das, obwohl er sich eher langsam bewegt. Dabei ist er gar nicht so alt. Ich bin mir sicher, dass er sich dem Schritt seines Besitzers einfach angeglichen hat. „Der Schleicher" ist Ende 60, Anfang 70. Wenn er mit dem Rad fährt, ist er gar nicht so langsam. Wenn er einfach nur spazieren geht, ebenfalls nicht. Ich weiß bis heute nicht, warum der Schleicher unbedingt joggen muss. Denn nur dann schleicht er. Er schlurft auch. So, dass seine Joggingschuhe bereits nach sehr kurzer Zeit vorne Löcher bekommen. Sammy und der Schleicher sind ein eingespieltes Team. Sie werden von anderen Hunden und Herrchen nicht besonders gemocht. Vielleicht weil sie beide etwas wunderlich sind. Das Schleichen und Schlurfen machte meinen Hunden gerade am Anfang zu schaffen. Es irritierte sie. Sammy fanden sie ganz in Ordnung, obwohl er sich kaum um sie kümmerte. Der Schleicher sah stets sehr verbissen aus, wenn er joggte. Anfänglich grüßten wir uns höflich, auch unsere Hunde begrüßten einander. Der Blick auf Sammys kahle Stellen löste bei mir immer einen Juckreiz aus und ich hoffte, dass es nichts Ansteckendes war. Ich weiß bis heute praktisch nichts über den Schleicher. Ich weiß nicht einmal, warum er so schleicht. Ich kenne jedoch all die kleinen Späße, die er macht, seitdem wir ab und zu ein Wort wechseln. „Ah, der Läufer, der kein Zuhause hat!", ruft er mir oft zu. Er merkt in jedem Fall noch so viel, dass er auf mein tägliches Laufpensum reagiert. „Ah, heute auch unterwegs? Passen Sie auf! Es ist nass heute. Man rutscht. Nicht, dass Sie sich etwas tun!" Ich frage mich an solchen Tagen immer, wie man noch rutschen kann, wenn man so schleicht und schlurft. „Ah, das tapfere Dreiergespann ist wieder unterwegs. Sie sind aber schlank geworden. Also die Hunde. Und Sie auch!" Über diesen Spruch muss ich immer wieder lachen.

Eigentlich bringen mich Sammy und sein Schleicher seit eineinhalb Jahren immer wieder zum Lachen. Sobald ich an ihnen vorbei bin, lege ich wieder einen Zahn zu. Es ist einfach dieses Bild, es ist die aufmunternde Art der Motivation, die positive Kommunikation. Immer wenn ich den Schleicher sehe, freue ich mich. Und ich finde es wunderbar, dass ein Mann in seinem Alter in Bewegung bleibt. Völlig egal, ob er nun schleicht oder schlurft. Beinahe täglich bekomme ich so meine Portion Motivation. Im Laufe der Zeit habe ich gelernt, dass es wichtig ist, solche kleinen Motoren auf der Strecke zu haben. Denn es gibt Tage, an denen man nicht wirklich Lust und Kraft hat. Und genau dann sind diese Begegnungen wertvoll. Diese Begegnungen wurden meine Energieriegel, meine Zwischenmahlzeiten, um wieder mehr Power für den Rest der Strecke zu haben.

Unter den Begegnungen gibt es ein paar, die mir besonders in Erinnerung geblieben sind. Die mich sehr nachdenklich gemacht haben. Natürlich freue ich mich immer über die bekannten Gesichter und Hunde und habe großen Spaß an der Entwicklung, die viele in den letzten Monaten gemacht haben. Aber es gab auch einmalige Begegnungen, die mir bis heute viel bedeuten. Begegnungen, die mich besonders motiviert, die mich sehr berührt haben.

Wenn man mit sich selbst kämpft, wird man feststellen, dass man sensibler wird. Wenn man bereits einiges an Gewicht verloren hat, da das Fett schmilzt, realisiert man, dass man dünnhäutiger wird. Man lässt die Dinge – ob man will oder nicht – näher an sich heran. Die Sichtweise verändert sich, die Gedanken bekommen eine neue Richtung. Dinge werden wichtig, die vielleicht vorher kaum eine Rolle gespielt haben. Mir hat diese Entwicklung sehr gutgetan. Denn durch das Erlangen von immer mehr Freiheit hat sich auch meine Sichtweise immer mehr verändert. Ich konnte mich deutlich besser auf die wesentlichen Themen des Lebens konzentrieren. Und dafür bin ich sehr dankbar. Dazu brauchte es unter anderem die Begegnung mit „Herrn Sorgenvoll" und seinem Jack-Russell-Terrier. Ich traf ihn im strömenden Regen. Es war recht kühl, und bei diesem Wetter ist vor allem Dante immer etwas übermotiviert. Es ist genau sein Wetter, und entsprechend stürmisch ist er, wenn er auf Artgenossen trifft. Nach einer scharfen Biege vom Feld- auf den Waldweg stand „Herr Sorgenvoll" plötzlich vor uns. Ich kenne seinen wahren Namen nicht, was mir fast unangenehm ist, aber ganz ehrlich: Würden Sie einen älteren Mann, der Ihnen gerade eine sehr emotionale Geschichte erzählt hat, nach seinem Namen fragen? Nach dem Motto: „Herzlichen Dank für die schöne und berührende Geschichte, darf ich Sie noch nach Ihrem Namen fragen?" Es gibt Dinge, die sollte man besser einfach so stehen lassen, finde ich. Alles andere würde sonderbar wirken. „Herr Sorgenvoll" schaute jedoch in der Tat sehr besorgt. Auch in der Sekunde, in der wir um die Ecke bogen. Und da der erste Moment oft zählt, habe ich ihm diesen Namen gegeben.

Dante ist ein großer Fan von Jack-Russell-Terriern. Er ist es eigentlich gewohnt, dass diese kleinen Powerpakete immer gleich von 0 auf 100 und bereit zum Powerspielen sind. Das Exemplar von Herrn Sorgenvoll befand sich jedoch im ersten Moment der Zusammenkunft in einer Art Schockstarre. Der Hund bewegte sich keinen Zentimeter mehr. Auch Herr Sorgenvoll nicht. Er hatte bereits einen sehr krummen Rücken und hatte Mühe, den Regenschirm zu halten. Ich schätzte ihn auf Anfang 80. Was auch immer mein Hund versuchte, den Jack-Russell-Terrier zum Mitspielen zu bewegen, scheiterte. In der Regel halte ich mich nicht lange auf, vor allem nicht, wenn sowieso kein Hundespiel zu erwarten ist. So wollte ich gerade wieder starten, da sagte Herr Sorgenvoll plötzlich: „Wissen Sie, er möchte nicht spielen. Er hat Angst. Und das hat einen Grund. Vielleicht können Sie kurz Ihren Hund festhalten, dann will ich es Ihnen erklären." Herr Sorgenfrei hatte eine verblüffende Freundlichkeit und Klarheit in der Stimme, gemischt mit der Sorge um seinen Hund. Daher nahm ich Dante an die Leine. „Nur zu. Erzählen Sie, was Ihrem Hund passiert ist!", sagte ich. „Vor einem Jahr bin ich etwas weiter da oben im Wald spazieren gegangen. Aus dem Nichts tauchte plötzlich ein ziemlich großer Schäferhund auf. Bevor ich ihn festhalten konnte, stürzte er sich auf meinen kleinen Hund. Und riss ihn beinah in Stücke. Sie können sich gar nicht vorstellen, wie sehr mein Hund geschrien hat. Dann kam eine Frau angerannt, eine Hundetrainerin. Der Schäferhund hatte sich von der Leine gerissen, als sie mit ihm trainieren wollte. Sie brachte mich zum Tierarzt und gab mir noch ihre Adresse. Es war lange nicht klar, ob mein Hund den Angriff überleben würde. Er hat es geschafft. Die Tierarztrechnung von 650 Euro musste ich selbst bezahlen. Ich habe nur 800 Euro Rente, wissen Sie? Aber die Frau hatte nichts. So gut wie kein Einkommen. Da blieb mir kaum etwas anderes übrig. Ich bin froh, dass er lebt. Nun hat er natürlich immer Angst, wenn ein großer Hund auf ihn zukommt." Die Sorgenfalten auf Herrn Sorgenvolls Gesicht wurden noch tiefer. „Und Sie sind da nicht rechtlich vorgegangen? Es wäre doch das Mindeste gewesen, dass die Frau die Rechnung bezahlt hätte. Warum haben Sie nicht die Polizei informiert?", polterte es aus mir heraus. Ich hatte durch das Laufen sicher viel Adrenalin im Blut, außerdem kann man mich, seitdem ich nicht mehr rauche, mit Ungerechtigkeiten noch mehr auf die Palme bringen als vorher. Noch vor eineinhalb Jahren hätte ich mir nach so einer Geschichte wenigstens eine Stresszigarette anzünden können. Aber das war ja nun vorbei. Herr Sorgenvoll schaute mich plötzlich mit einem sehr wachen, aber traurigen Blick an. Er machte den Rücken gerade, soweit es eben ging. Ihm schien sehr wichtig zu sein, was er nun zu sagen hatte. „Wissen Sie, es gibt Momente, in denen lernt man Demut. Warum soll ich einen Menschen quälen, der es sich gar nicht leisten kann, gequält zu werden? Warum sollte ich der Frau Sorgen bereiten? Sie machte sich bestimmt allein darüber Sorgen, dass der Schäferhund meinen Hund beinahe umgebracht hat. Und das Wichtigste ist, dass mein Hund den Angriff überlebt hat. Wissen Sie, meine Frau ist tot. Fast all meine Freunde leben nicht mehr, meine Familie kümmert sich kaum um mich. Nur der Hund ist mir geblieben. Er hat mich trotz der schweren Verletzung nicht verlassen. Und ich bin dankbar, dass es ihn gibt. Er motiviert mich jeden Tag zu einem langen Spaziergang. So roste ich nicht ganz ein. So kann ich jeden Tag die Natur genießen. So treffe ich jeden Tag Menschen, und seit ich ihn habe, bin ich viel weniger krank."

Uns trennten viele Jahre. Und wohl noch viel mehr Erfahrungen. Aber ich konnte seine Botschaft zu hundert Prozent verstehen, denn ich teilte schon damals seine Einstellung. Zwar war ich nicht so allein wie Herr Sorgenvoll, aber auch ich glaube, dass man dankbar sein kann, wenn man sich bewegen kann. Wenn man sich bewegen darf. Denn nur, wer in Bewegung ist, wird in Bewegung bleiben. Stillstand ist meiner Meinung nach Aufgabe. Und Herr Sorgenvoll hatte sich wie ich dazu entschieden, einen neuen Weg zu gehen. Meilensteine zu überschreiten, sich selbst zu überdenken, um weitergehen zu können. Ich werde Herrn Sorgenvoll nie vergessen. Sollte ich ihm noch einmal begegnen, so werde ich ihn doch nach seinem Namen fragen!

Als ich im Januar 2012 meine ersten Schritte wagte, tat dies auch „Herr ohne Blicke". Ähnlich wie ich startete er mit deutlich zu viel Gewicht. Jeder Arzt hätte uns beiden damals wohl vom Laufsport abgeraten. Wir hätten – wären wir vernünftig gewesen – eher mit Aquajogging oder Schwimmen beginnen und erst einige Kilo leichter die Laufschuhe anziehen sollen. Aber warum den Weg gehen, den alle gehen? Warum einen Weg gehen, der nicht mein und wohl auch nicht sein Weg ist? Meiner Meinung nach ist es vor allem wichtig, dass man selbst weiß und fühlt, dass der Weg, den man eingeschlagen hat, der richtige ist. Jeder Arzt hat eine andere Meinung, jeder Experte rät zu anderen Sportarten, Techniken, Ernährungsformen. Was ist gut, was nicht? Was tut mir gut, was nicht? Was ist richtig? Was ist falsch? Am Ende wissen wir es wohl selbst doch am besten. Auch „Herr ohne Blicke" lief also. Und immer kam er mir entgegen. Eben „ohne Blicke". Bis heute schaut er mich nicht an. Ich habe es aufgegeben, ihm „Guten Tag" zu sagen. Es kommt nichts zurück, er würdigt mich ja nicht einmal eines Blickes. Und das ist völlig in Ordnung so! Bei jedem anderen Menschen würde ich mich ärgern. Weil es sich nicht gehört. Gerade unter Läufern ist es ein ungeschriebenes Gesetz, sich auf dem Weg zu grüßen, auch wenn man sich nicht kennt. Schließlich kämpft man denselben Kampf. „Herr ohne Blicke" fiel mir nicht nur deshalb auf, weil er wie ich Übergewicht hatte, sondern auch ebenso falsch angezogen war. Wobei er mein Outfit noch toppte! Er lief bei Regen und Schnee mit dicken Baumwollsachen, die Runde für Runde immer schwerer wurden. So bekam er selbst immer weniger Luft. Seine dicke Brille beschlug derart, dass ich oft Sorge hatte, er könnte stürzen! „Herr ohne Blicke" hatte auch keine Pulsuhr, aber an seiner Gesichtsfarbe konnte man erkennen, dass sein Puls viel zu hoch war. Er musste ein zäher Bursche sein, denn er machte keine Pause. Er zog es durch. In diesem Outfit, bei jedem Wetter, aber ohne Blicke. Scheinbar hatte er auch eine ähnliche Taktik wie ich gewählt. Er lief mehrere Runden, um ein Gefühl für die Entfernung zu bekommen. Er steckte sich immer neue Ziele, veränderte die Distanz und auch die Geschwindigkeit. Er nahm sehr langsam ab. Dafür jedoch stetig. Und ihm fiel jeder Schritt schwer. Seine Hände waren zu Fäusten geballt. Auch hier würde jeder Experte abraten, weil das Blut nicht zirkulieren kann! „Herrn ohne Blicke" gibt es eher Halt, es hilft ihm, seine Anstrengung abzubauen – er wird seine Gründe haben.

Längere Zeit hatte ich ihn nicht gesehen. Und es vermisst. Keine Blicke zu bekommen hat scheinbar etwas. Vielleicht hat er einfach nur seine Route verändert oder war lange im Urlaub. Diese Woche habe ich ihn wiedergetroffen. Er kam mir entgegen. Wie immer. Und sicher zehn Kilo leichter. „Herr ohne Blicke" hat sich freigelaufen. Auf seine Art und Weise. Und mit viel Erfolg. Und als ich ihn so sah, wie er recht kraftvoll lief, legte ich auch wieder einen Zahn zu. Ich hatte plötzlich wieder *More Power*.

Alle diese Begegnungen sind bis zum heutigen Tag Teil meiner Motivation. Jeden Tag begegne ich neuen Menschen, erlebe ich andere Geschichten, mache ich neue Erfahrungen. Auch wenn sie mich einige Minuten kosten und ich meine Strecke deshalb nicht in Bestzeit hinter mich bringen kann, nehme ich mir die Zeit dafür. Denn jede Minute, die ich mir für diese Begegnungen nehme, gibt mir mehr Freiheit, mehr Kraft – und macht mich am Ende sogar schneller. Ich habe Demut gelernt. Vor meinem Körper, meiner Seele, und vor allem vor den Geschichten, vor den Sorgen und Nöten, den Ängsten und auch den Hoffnungen der Menschen. Auch das ist ein Grund mehr für das Laufen. Sicher einer der wichtigsten.

More Power *Tipp 7*

Im Job wie im Privatleben werden wir manchmal nachlässig. Gerade dann, wenn es ums Zuhören geht. Dabei können Gespräche unglaublich gewinnbringend sein. Leider nehmen wir uns dazu selten die Zeit. Wenn Sie aber sowieso schon dabei sind, sich Zeit fürs Laufen zu nehmen, dann bleiben Sie dabei ruhig ab und an einmal stehen

und unterhalten sich mit den „Menschen Ihrer Strecke", selbst wenn sie Ihnen fremd sind. Wenn Sie bereits einige Monate gelaufen sind und dabei von Herrn X oder Frau Y beobachtet wurden, kann es gut sein, dass Herrn X etwas rausrutscht wie: „Sie haben aber ganz schön abgenommen!", oder Frau Y sagt: „Sie sehen viel besser aus!" Das ist Motivation pur. Denn echter können Komplimente nicht sein. Und auch wenn es Dinge sind, die nachdenklich machen: Hören Sie auch hier gut zu. Denn wenn Sie auch diese Gedanken mit auf den Rest der Strecke nehmen, werden Sie für sich vielleicht wertvolle Schlüsse daraus ziehen. Auch das ist Lebensqualität. Und das Schöne ist: Man kann sie für kein Geld der Welt kaufen.

8.

Von Zielen und Marken – *More Power* durch eigene klare Regeln

Ich habe bereits ein wenig über meine Meilensteine geschrieben. Und ich glaube wirklich daran, dass diese Technik des Meilensteinsetzens funktioniert. Ich war allerdings nie jemand, der an „die letzte Zigarette am Silvesterabend" geglaubt hat. Ich halte wenig von esoterisch angehauchten Büchern, die „Tschakka, so ändern Sie die Welt" propagieren. Ich glaube nicht ans Handauflegen oder, um es auf den Punkt zu bringen: Ich bin eher für Handfestes. Ich finde es wichtig, dass man die Dinge gebrauchen kann. Schließlich leben wir im Hier und Jetzt und schweben nicht auf einer Wolke der Vorahnung, auf der die Prophezeiungen der Schutzengel die tragende Rolle spielen. Ich bin auch der Meinung, dass Manipulation eine gefährliche Sache ist. Jeder Mensch muss das Recht haben, frei darüber entscheiden zu können, was gut für ihn ist. Wir leben in einer Welt von Experten und Propheten, die schon immer alles wissen, die uns Angst machen. Angst ist nie ein guter Treiber, um Entscheidungen zu treffen. Schon gar nicht, wenn es um Entscheidungen geht, die unseren Körper und unsere Seele betreffen. Ist es wirklich von Vorteil, nur auf die Ernährungsexperten dieser Welt zu hören? Ist es sinnvoll, nach einem vorgefertigten Plan zu trainieren, der auf jeden Körper passen soll? Ist es richtig, auf einen Arzt zu hören, der drohende Reden schwingt?

Auch in diesem Punkt ist es meiner Meinung nach kein Fehler, sich „freizulaufen". Sich ein eigenes Bild zu machen. Ich habe oft genug betont, dass dieses Buch kein Expertenbuch, kein Angstmacherbuch, kein Schlau-schlau-Buch sein soll. Ich kann verstehen, wenn Sie es manchmal genervt beiseitelegen. Weil Sie das alles ja eigentlich wissen. Weil es genau das trifft, womit Sie Ihre Probleme haben. Sie müssen es auch nicht weiterlesen. Sie haben immer die

Möglichkeit, in Ihre alte Struktur zurückzukehren. Sie können das Buch aber auch einfach bis zum Ende lesen. Und dann eine Entscheidung treffen. Ich kann nicht mehr, als von meinen eigenen Erfahrungen zu erzählen. Ich kann nur von meiner Sicht der Dinge berichten und wie es bei mir funktioniert hat. Und ich bin sicher, dass es bei jedem Menschen funktionieren kann. So dieser den Willen hat, sich mit sich selbst zu beschäftigen, sich selbst zu verändern. Den Mut hat, sich von einer alten Struktur zu trennen. Und ich weiß, wie schwer es ist, diesen Mut aufzubringen. Daher ist dieses Kapitel besonders wichtig. Denn die Botschaft ist: Sie können bei nichts sicher sein. Es gibt nicht das Allheilmittel, das Sie von allen Ihren Lastern befreit. Das zu ändern liegt allein in Ihrer Verantwortung. Und wissen Sie was? Das ist gut so! So sind Sie nur sich selbst Rechenschaft schuldig. Sie können sich nur über sich selbst ärgern. Sie können niemandem etwas in die Schuhe schieben. Allerdings ernten Sie auch allein die Lorbeeren des Erfolges. Sie allein werden bejubelt, wenn Sie durchs Ziel laufen. Sie allein dürfen vor Glück schreien, wenn Sie Ihre Ziele nach und nach erreichen. Das müssen Sie mit niemandem teilen. Nicht einmal mit einem blöden Buchautor, dessen Diät oder Plan Sie nennen müssen, wenn Sie Ihre Ziele erreicht haben. Und genau aus diesem Grund sind Ziele so unglaublich wichtig. Nichts ist so motivierend wie erreichte Ziele. Jede Marke, die Sie sich selbst setzen und die Sie hinter sich lassen, ist wie ein selbst gezündeter Turbo. Jede Regel, die Sie sich für sich selbst ausgedacht haben und die gut funktioniert, ist eine Bestätigung Ihrer eigenen Leistung. Leider gibt es dazu keine Anleitung. Es ist ähnlich wie bei der Kindererziehung. Es gibt unglaublich viele schlaue Bücher zum Thema, es gibt sogar Magazine

115

für junge Eltern, doch letztendlich müssen diese, trotz aller Tipps und Hinweise, sehr sensible Entscheidungen über das neue Leben doch selbst und ganz allein treffen. Und so ist es auch, wenn es um Ihr Leben geht.

Mir haben klare Regeln für meine Entwicklung sehr geholfen. Hier ein paar dieser Regeln in Sachen Ernährungsumstellung. Zum Beispiel: „Lass den verdammten Industriezucker weg. Such dir Ersatz!" Für einen Zuckerjunkie wie mich wohl eine der härtesten Regeln überhaupt. Was habe ich meine Gummibärchen geliebt! Meine Schokolade, meine Weingummis, meine süßen Riegel. Auf diese Dinge kommt man natürlich sofort, wenn man an Industriezucker denkt. Leider steckt Industriezucker in fast allen unseren Lebensmitteln. Nicht weiter schlimm. Nur hat er mich süchtig gemacht. Und dazu auch noch – nennen wir das Kind beim Namen – fett! In jedem Pizzateig steckt er, jedem Fertiggericht, jedem Brot. Ketchup ist ein einziger Zuckertopf. Die Liste könnte man ewig ausweiten, ja sogar ein ganzes Buch darüber schreiben. Allein diese Regel hatte zur Folge, dass ich begann, mich mit Lebensmitteln auseinanderzusetzen. Ich studierte die Inhaltsstoffe der Produkte im Supermarkt. Und suchte mir Zuckerersatz. Süßigkeiten verbannte ich zunächst aus unserem Haus. Joghurt süßte ich mit Honig oder Stevia. Es gibt Marmeladen, die nur mit Fruchtzucker gesüßt sind. Es gab keine Fertiggerichte mehr, ich beschloss, nur noch selbst zu kochen. So hat man die beste Kontrolle darüber, dass wirklich kein Zucker im eigenen Essen ist. Auch auf die leckeren Salatdressings im Restaurant, die meist voll Zucker sind, verzichtete ich. Ich verlangte immer Essig und Öl sowie Salz und Pfeffer extra, um meinen Salat selbst zu „dressen". Ja, die eine oder andere Bedienung wird genervt sein. Es wird Sprüche Ihrer Begleiter geben. Nach einigen Sekunden sind die Sprüche vorbei. Und Sie haben einen großen Schritt hin zu einer besseren Gesundheit gemacht. Sie müssen abwägen, ob Ihnen das etwas wert ist. So viel müssen Sie schon aushalten können.

Ich habe noch nie etwas von absolutem Verzicht gehalten. Denn meiner Meinung nach befeuert das nur das Verlangen. Daher kaufte ich in der ersten Zeit eine Nuss-Nugat-Creme aus dem Reformhaus. Sie besteht zu 50 Prozent aus Nüssen, der darin enthaltene Zucker ist brauner Zucker. Und das schmeckt man auch. Immer wenn mich der Heißhunger nach Süßem plagte, aß ich ein paar Teelöffel davon. Und – ob Sie es glauben oder nicht – bereits nach einigen Löffeln war der Heißhunger gestillt. Noch heute habe ich diese Creme im Schrank. Und greife voller Genuss ab und zu darauf zurück. Aus reiner Freude. Ich bin frei von der süßen Sucht. Und kann viel besser genießen. Allein, sich mit dem Weglassen des Industriezuckers zu beschäftigen, Agaven- oder Ahornsirup oder andere „Ersatzsüßen" zu finden, für sich zu entdecken, hat mir einen unglaublichen Spaß gemacht. Man lernt, wie vielfältig Süße schmecken kann. Man lernt, welchen Einfluss die Lebensmittelindustrie auf unser Leben hat, wie sie uns abhängig macht, wie sie sich Kunden regelrecht züchtet. Und das auf eine ziemlich skrupellose Art und Weise. Denn der Industrie ist unsere Gesundheit völlig egal. Ob wir immer dicker werden oder nicht, spielt für die Industrie keine Rolle. Sie will uns als zahlende Kunden. Und dafür ist jedes (Süßungs-)Mittel recht. Allein in diesem Punkt mehr Freiheit zu erlangen, das ist – auch wenn es fast kitschig klingen mag – schon ein Riesengewinn. Auch

Von Zielen und Marken –
More Power durch eigene klare Regeln

für Ihre Gesundheit und für die Gewichtsreduktion. Denn ganz klar ist: Wenn Sie diese Regel einhalten, werden Sie Gewicht verlieren.

Eine weitere Regel, die ich für mich definierte: keine Kohlenhydrate. Zumindest sehr reduziert. Und am Abend auf gar keinen Fall. Das ist ganz sicher nichts Neues. Und auch hierzu gibt es unglaublich viele Meinungen. Hier setzen ganze Diätbücher an. Und bevor Sie gelangweilt das Kapitel überspringen: Versuchen Sie es zuerst einmal in aller Konsequenz. Kohlenhydrate sind nichts Böses! Und es wäre sperrig und unsinnig zu behaupten, dass der Körper sie nicht braucht. Aber sie sind so ziemlich überall enthalten. Selbst in Tomaten. Denn Tomaten haben einen hohen Fruchtzucker-Anteil. Viele sagen sich: Ach klar, keine Kohlenhydrate. Dann esse ich am Abend Obst! Obst enthält jede Menge Fruchtzucker, also Kohlenhydrate. Ich gewöhnte mir an, am Abend meist Huhn und viel Gemüse zu essen. Fleisch und Fisch in allen Variationen. Gemüse in jeder Form und jede Menge Salat. Nur eben keine Kartoffeln, keinen Reis, keine Nudeln. Wenn Sie Abwechslung benötigen: Im Internet gibt es überall gute Rezepte für kohlenhydratfreie Gerichte. Und sie sind meist sehr lecker. Es war für mich wichtig zu verstehen, dass meine neue Ernährung keine Diät auf Zeit sein würde, sondern wirklich eine neue Form der Ernährung, ein ganz neues Verhalten. Man setzt sich wesentlich intensiver mit dem Thema Essen auseinander. Allein das tut schon gut. Man isst bewusster. Ich begann auch, mich zu erkundigen, welche Kohlenhydrate eigentlich wirklich Gute ihrer Art sind. So fand ich in unserem kleinen Reformhaus ein Buchweizenbrot. Ohne Hefe gebacken, jede Menge Körner enthalten, lecker. Ja, dieses Brot ist teuer. So teuer wie mehrere

Packungen Toastbrot. Aber: Sie essen drei Scheiben davon und sind für die nächsten vier Stunden satt. An dieser Stelle sei vielleicht auch das Thema gute Ernährung und der Kostenfaktor angesprochen. Meiner Meinung nach kann man nicht oft genug darauf hinweisen. Und ich möchte sehr gerne mit einem Märchen aufräumen. Wer behauptet, dass gesunde Ernährung gar nicht so viel teurer sei, liegt völlig falsch. Gesunde Ernährung ist eine kostspielige Angelegenheit. Weil auch hier wieder gewisse Industriezweige dahinterstecken. Bio ist voll im Trend, damit lassen sich Geschäfte machen. Gute Ernährung müsste nicht teuer sein, ist sie aber leider. Doch auch hier ist es eine Frage der Philosophie: Wofür gebe ich mein Geld aus? Ich bin der Meinung, dass Geld gut angelegt ist, wenn es um einen gesunden Körper geht. Wir geben jeden Tag Geld für Dinge aus, für die es wesentlich schlechter angelegt ist. Wir haben nur eine Gesundheit, warum kümmern wir uns nicht entsprechend um sie? Warum pflegen wir sie nicht so, wie wir sollten?

Ohne Kohlenhydrate am Abend geht es mir seit Januar 2012 um ein Vielfaches besser. Ich schlafe besser, bin am Morgen wesentlich ausgeruhter. Ich habe durch diesen kleinen Trick, durch diese Regel, viel Gewicht verloren, ich habe wesentlich mehr Energie. Es gibt schon einige Gründe, die bei mir dazu geführt haben, dass ich noch heute abends auf Kohlenhydrate verzichte. Und wenn es geht, nehme ich sie am Tag auch nur in Form von Fruchtzucker zu mir. Wie gesagt: Das ist keine neue Idee. Aber die Kombination meiner selbst aufgestellten Regeln hat mir geholfen, gesund zu werden.

Die nächste Regel, die für mich eine zentrale Rolle spielt, ist, ausreichend zu trinken. Auch das ist nicht neu. Aber auch hier: Wenn Regeln wie Zahnräder ineinanderlaufen, wenn Sie deshalb eine Veränderung bei sich verspüren, dann sind die Regeln für Sie persönlich richtig. Ich habe, wie wohl die meisten von uns, immer zu wenig getrunken. Und ich habe lange gebraucht, bis ich es geschafft habe, pro Tag vier bis fünf Liter Wasser zu trinken. Wenn Sie jeden Tag laufen, dann sollten Sie einen Liter mehr als empfohlen zu sich nehmen. Denn allein diesen Liter verlieren Sie beim Laufen! Viele behaupten felsenfest, dass sie Wasser einfach nicht hinunterbekommen. Weil es eben keinen Geschmack hat. Und allein das ist schon eine merkwürdige Aussage. Sie zeigt, dass wir Gefangene der Industrie sind! Wir haben verlernt, dass Wasser schmecken kann. Wir sind Gefangene gut vermarkteter Zuckergetränke – dabei bestehen wir zum Großteil aus Wasser! Der Mensch besteht zu 80 Prozent aus Wasser, behauptet aber, es nicht trinken zu können! Irgendwie grotesk, finden Sie nicht auch? Wenn es darum geht, drei Liter Bier zu trinken, würden Ihnen 80 Prozent derselben Personen sagen, dass das kein Problem für sie ist. Es gibt hier ein kleines Geheimnis! Trinken Sie sich einmal einfach durch. Probieren Sie verschiedene Wassersorten. Mit oder ohne Gas spielt dabei keine Rolle. Trinken Sie so lange, bis Sie Ihr Wasser gefunden haben. Sie werden im Laufe der Zeit merken, dass Wasser immer wieder anders schmecken kann. Und nicht jedes Wasser schmeckt jedem Menschen gleich gut. Vielleicht haben Sie einfach nur immer das für Sie falsche Wasser getrunken. Ich gebe zu, dass es recht lange dauern kann, bis man ein Wasser gefunden hat, von dem man problemlos drei, vier oder fünf Liter trinken kann. Wenn Sie es doch geschafft haben, werden Sie eine Veränderung merken. Es wird Ihnen in jedem Fall besser gehen. Und allein deshalb lohnt der „Aufwand".

Eine weitere Regel: Bis auf absolute Ausnahmen nahm ich mir vor, jeden Tag zu laufen. Ich gebe zu, das ist eine Regel, die man wirklich wollen muss. Und ich wollte. Und wie! Mir war bewusst, dass ich nur dann eine wirkliche Veränderung schaffen konnte, wenn ich diese Regel nach ganz oben hängte. Und ich bin in der Tat ein wenig stolz, denn die Tage, an denen ich in den vergangenen eineinhalb Jahren nicht laufen konnte, addieren sich auf höchstens 20. Wo ich auch bin, wann ich auch meine Termine habe, es ist immer Zeit fürs Laufen. Es „kostet" mich etwa zwei Stunden Zeit pro Tag. Zwei Stunden, die ich für mich habe! Diese zwei Stunden geben mir Kraft für die restlichen 22 Stunden des Tages. Ich finde, das ist ein sehr fairer Deal. Und ein sinnvolles Zeitmanagement, eine sinnvolle Investition. Man kann es also rein rechnerisch betrachten, man kann aber auch sagen: Nimmt man sich zwei Stunden pro Tag für sich selbst, verändert man innerhalb kurzer Zeit seine Struktur und sein Leben. Man verändert schlicht alles. Und man ist auf dem Weg, ein gesundes Leben zu führen. Die Gewichtsreduktion ist dabei vorprogrammiert. Der Stoffwechsel kommt in Schwung, Sie haben ein besseres Immunsystem. Ich möchte Sie nicht mit den Vorteilen der sportlichen Betätigung langweilen. Das steht in jedem schlauen Expertenbuch. Halten Sie einfach diese Regel ein. Was auch immer passiert. Das ist der Kern jeder positiven Veränderung. Lassen Sie die Ausreden einfach weg. Dieser Selbstbetrug macht einfach keinen Sinn. Ich kenne Menschen, die jeden Tag 12 oder 15 Stunden arbeiten, es aber trotzdem immer schaffen, zwei Stunden für sich zu haben. Und das bereits seit Jahren. Ich bin überzeugt davon, dass sie dieses Arbeitspensum nur schaffen, eben weil sie diese Disziplin an den Tag legen. Das ist ihr Geheimnis. Lassen Sie es zu Ihrem werden!

Von Zielen und Marken –
More Power durch eigene klare Regeln

Die letzte Regel besteht eigentlich aus zwei Regeln. Aber beide haben ziemlich direkt miteinander zu tun: der absolute Verzicht auf das Rauchen und gesunde Ernährung im weitesten Sinn!

Diese beiden Regeln haben etwas mit Bewusstsein zu tun. Damit, die Sinne wieder zu schärfen. Und sich nicht länger abhängig zu machen. Die Zigaretten wegzulassen macht einem passionierten Raucher durchaus Angst. Es ist vor allen Dingen die Angst vor dem Scheitern, die uns Raucher immer wieder scheitern lässt! Angst ist ein schlechter Treiber. Doch es gibt keinen Grund, Angst zu haben. Eher sollte man sich auf die Freiheit freuen. Und die Freiheit ist dann einfach da. Man muss sich nicht langsam, etwa durch Nikotinpflaster, an sie gewöhnen. Freiheit braucht keine Vorbereitung, man nimmt sie sich einfach und genießt sie. So habe ich die Zigaretten einfach weggelassen. Auch ich hatte Angst. Die Angst, wieder rückfällig zu werden. Das tägliche Laufen lenkte mich zunächst von dieser Angst ab. Das Laufen gab mir Sicherheit! Immer dann, wenn die Entzugserscheinungen zu groß wurden, machte ich meinen täglichen, langen Lauf. Und genau dieser „Trick" funktionierte. Dann kam die Angst: „Was, wenn ich mal wirklich nicht laufen kann? Werde ich dann wieder zur Zigarette greifen?" Es sollte einige Wochen dauern. Ich war derart kaputt von meinem täglichen Sport, dass mein Körper nach einer Pause schrie, die ich ihm angstvoll gab! Und es passierte ... nichts! Ich dachte nicht einmal mehr ans Rauchen. Ich stelle jetzt mal eine kühne These auf: Wir denken zu oft ans Nichtrauchen! Und genau das macht uns wankelmütig! Wir müssen unsere Gedanken umpolen. Weg von der Gefangenschaft des Nikotins, hin zu all den positiven Gedanken und Momenten, die jeden Tag in und um uns sind. Zum Beispiel zu dem Gedanken ans Laufen, an die Natur, an frische Luft, an neue Kraft und Energie. Gesunde Ernährung ist die zweite starke Teilregel. Und gesunde Ernährung ist wirklich einfach. Wer genug Wasser trinkt, wer fettreiches Essen reduziert, wer Zucker erst einmal meidet, wer Kohlenhydrate reduziert, sich gehaltvoll ernährt, wird in Kombination mit Sport ein kleines Wunder erleben. Ihr Stoffwechsel wird sich komplett verändern. Sie werden besser schlafen, Sie werden wesentlich mehr Kraft und Energie haben, Sie werden eine Art Frischzellenkur machen. Seien wir ehrlich: Gesunde Ernährung ist relativ. Daher gilt auch hier: Sie müssen herausfinden, was gut für Sie ist. Ob Sie besser mit Milchprodukten klarkommen oder ob Sie eher Fleischesser oder Gemüseliebhaber sind. Oder eine Kombination daraus. Gesunde Ernährung ohne Industriezucker und absoluter Rauchverzicht: Diese Regeln haken sich wie Zahnräder ineinander. Das werden auch Sie spüren.

Ich habe mir neben den Regeln auch immer wieder Ziele gesetzt. Und diese Ziele sind genauso wichtig. Sie gehören zur Lebensoptimierung unbedingt dazu. Ziele sind jedoch immer etwas sehr Persönliches. Daher sei es Ihnen überlassen, wie Sie diese wählen. Klar ist: Erreichte Ziele geben immer einen enormen Motivationsschub. Daher ist es durchaus sinnvoll, Ziele nicht zu weit zu stecken. Geben Sie sich selbst eine gute Chance, Ihre Ziele auch wirklich zu erreichen. Denn das Gefährliche an diesen Dingern ist: Wenn sie erreicht werden, motivieren sie. Werden sie nicht geschafft, sind sie ebenso demotivierend! Daher: Gehen Sie besser kleine Schritte. Hier einige Beispiele:

Mein Ausgangsgewicht lag bei 115 Kilo. Und das erste Ziel war klar definiert. Ich wollte unbedingt unter die 100-Kilo-Grenze kommen. Und das, obwohl ich zeitgleich das Rauchen aufhörte. In den meisten Fällen nimmt man zu, wenn man die Zigaretten weglässt. Das weiß jeder Raucher, der schon einmal aufgehört hat. So war das Ziel schon recht optimistisch definiert, vielleicht sogar schon ein wenig hoch. Deshalb achtete ich gerade am Anfang darauf, keinen Regelverstoß zuzulassen, und hielt mich peinlich genau an den Regeln fest. Ich hatte nie ein „Endziel" festgelegt, nie den Plan gehabt, einmal über 40 Kilo verlieren zu wollen. Es passierte einfach, ohne „Zielstress". Und ich glaube fest daran: Hätte ich einen anderen Weg gewählt, wäre ich wieder – wie so oft – gescheitert. Die ersten zehn Kilo waren kein großes Problem. Dann passierte das, was immer geschieht, wenn man abnimmt. Die Gewichtsreduktion stockte. Es ging einige Wochen nichts mehr weiter nach unten. Und genau das ist der Moment, an dem viele frustriert sind und wieder in die alte Struktur zurückkehren. Der Jo-Jo-Effekt lässt dann nicht lange auf sich warten. Ich hielt durch. Und wurde nach zwei Monaten belohnt. Die Waage zeigte 98 Kilo an. Ein erster Feiertag!

Ein weiteres Ziel war, neben dem erfolgreichen Bestehen des Halbmarathons, wieder in Kleidergröße L zu passen. Ich startete mit XL/XXL. Und L war ein ambitioniertes Ziel. Heute trage ich meist S! Jetzt muss ich über L als Ziel schmunzeln, aber noch vor einem Jahr war es unendlich weit weg. Ich besorgte mir, obwohl L noch nicht passte, einige Kleidungsstücke in dieser Größe. Einfach, um einen Anreiz zu haben. Noch passte ich nicht hinein. Konnte es kaum abwarten. Die Sachen waren teuer gewesen, und auch das war reine Absicht. An dem Tag, als ich sie endlich tragen konnte, machte ich einen inneren Luftsprung. Als sie mir zu groß wurden, war ich wirklich traurig. Hatte jedoch bereits schöne Kleidungsstücke in M gekauft. Und das Spiel fing von vorn an.

Es gibt ein Ziel, das ich noch nicht erreicht habe. Und daran arbeite ich noch heute. Und zwar sehr hart. Ich bin ein bekennender Uhren-Fan. Und es gibt eine Uhr, die ich ganz besonders mag. Leider kostet sie ein kleines Vermögen. Ursprünglich war der Plan der, dass ich sie von dem Geld kaufe, das ich durch das Nichtrauchen einspare. Und so wird es wohl auch kommen. Derzeit habe ich 3.200 Euro durch das Nichtrauchen gespart. Die Uhr kostet knapp 6.000 Euro, was bedeutet, dass ich sie mir ungefähr nach zwei Jahren als Nichtraucher leisten kann. Es ist durchaus eine schöne Uhr. Deshalb ist sie jedoch nicht als Ziel von mir definiert worden. Die zwei Jahre Nichtraucher sind für mich ein Meilenstein. Ein ganz klares Signal. Das Signal der Freiheit. Einmal mehr! Ich bin mir fast sicher, dass ich wohl nie ans Ende dieser Entwicklung gelangen werde. Das mag frustrierend klingen, ist es aber nicht. Ich freue mich schon darauf, ein neues Ziel auszusuchen. Ich freue auch schon darauf, es zu erreichen, wie groß oder klein es auch immer ist. Ich bin mir heute sicher, dass jedes erreichte Ziel mich wieder neu motiviert. Ich werde sicher nicht mehr Gewicht verlieren. Ich habe eine gewisse Grenze erreicht. Ich werde sicher nie einen Marathon unter drei Stunden laufen können. Aber das ist auch nicht wirklich wichtig! Wenn Ziele gesund machen, dann haben wir alles richtig gemacht. Dann sind Ziele das Wertvollste, was wir uns setzen können.

Von Zielen und Marken –
More Power durch eigene klare Regeln

More Power *Tipp 8*

Machen Sie sich keine Listen, halten Sie sich nicht an Tabellen fest, zählen Sie keine Punkte. Das sorgt im Grunde nur für unnötigen Frust. Denn immer dann, wenn man eine Liste nicht ganz abgearbeitet hat, hat man das Gefühl, versagt zu haben. Dabei vergessen viele, dass sie vielleicht 19 Punkte der Liste erfüllt haben. Nur einen nicht. Dieser eine Punkt macht die eigentlich große Leistung kaputt. Geben Sie sich diesen Stress nicht. Setzen Sie sich Ihre eigenen Ziele. Definieren Sie diese selbst. Hören Sie nicht auf die Experten. Sie sind ab sofort Ihr eigener Experte. Und: Belohnen Sie sich nicht zu oft für erreichte Ziele. Denn auch Belohnungen können süchtig machen!

9.

Endlich Marathon – das Ende? Oder doch nur ein erreichtes Ziel mehr?

Bereits beim Halbmarathon im Mai erklärte ich den Marathon zu meinem nächsten großen Ziel. Und, warum auch immer, ich hielt es in meinem Herzen fest. Nur konnte ich mir im Mai noch überhaupt nicht vorstellen, dieses Ziel auch wirklich zu erreichen. Ich gebe zu: Ich bin nicht der Typ, der sich ein Ziel setzt, um es dann wieder aufzugeben. Mir waren Ziele immer wichtig, und ja ... diesbezüglich bin ich sehr diszipliniert. Entweder ich stecke mir Ziele, will sie unbedingt erreichen und gebe alles dafür, oder ich lege erst gar keine fest. Ich gebe ebenfalls zu, dass ich ein „Ganz oder gar nicht"-Typ bin. Halbe Sachen sind für mich wenig wert. Und ich muss auch gestehen, dass ich Mittelmaß schon immer langweilig fand. Mittelmaß ist für mich weder Fisch noch Fleisch. Es gibt Menschen, die ein mittleres Maß für völlig in Ordnung halten. Sie begründen es mit einer gewissen Form von Ausgeglichenheit. Schön und gut, aber meine Philosophie funktioniert so nicht. Ziele in Form von Herausforderungen halten uns am Leben. Etwas gut machen zu wollen schafft Energie, setzt Kräfte frei, macht uns stark. Scheitern wir, fallen wir meist zunächst in ein Loch. Und wir sollten das Scheitern auch ernst nehmen. Sollten uns damit auseinandersetzen. Denn nur so lernen wir daraus. Eventuell lernen wir so viel daraus, dass wir das Ziel das nächste Mal erreichen. So bleiben wir in Bewegung, man könnte auch sagen: Wir leben!

Wer sich mit dem Mittelmaß zufriedengibt, gibt meines Erachtens ein wenig auf. Fordert sich nicht wirklich. Im Mittelmaß steckt für mich zu viel nicht genutzte Energie. Verstehen Sie mich nicht falsch: Ich bin durchaus der Meinung, dass nicht jeder Tag ein Kampf sein muss. Nicht jeder Tag sollte dazu dienen, möglichst schnell ein Ziel zu erreichen, um sich sofort danach ein neues zu setzen. Diese Vorstellung von „Zielstress" würde automatisch zum Scheitern führen. Zu einer recht hohen Quote des Scheiterns sogar. Aber meiner Meinung nach ist es wichtig, ständig an den eigenen Zielen zu arbeiten, sie weiterzuentwickeln. Jeder Schritt in Richtung Zielerreichung bringt zusätzliche Motivation. Sowohl körperlich als auch seelisch. Wer sich mit dem Mittelmaß zufrieden gibt, wird nie wirklich das „Lauf dich frei"-Gefühl bekommen. Und glauben Sie mir – es wäre schade drum! Ein Marathon ist ganz sicher kein Mittelmaß. Bereits ein Halbmarathon ist das nicht, und wer mittelmäßig ist, wird bereits eine solche Distanz nur schwer bewältigen können. Ein Marathon ist aber auch keine so große Sache. Jedenfalls keine Hürde, die man niemals nehmen kann. Und ich lehne mich nicht zu weit aus dem Fenster, wenn ich sage: Jeder, der gesund ist, also keine wirklich ernsthaften Leiden hat, ist in der Lage, einen Marathon zu schaffen. Jeder! Und es gibt nicht viele Bedingungen, um dieses Ziel zu erreichen. Eigentlich gibt es nur eine einzige: eine gute Vorbereitung, die vernünftig und auf den eigenen Körper abgestimmt ist!

Grundsätzlich stellt sich natürlich die Frage: Warum muss man überhaupt einen Marathon laufen? Und Sie dürfen sicher sein: Man muss es nicht. Aber man kann dieses Ziel haben. Und man kann diese Herausforderung für sich interessant und gut finden. In meinem Fall war es einfach die logische Konsequenz aus allem, was davor passiert war. Ich war hungrig geworden. Ich hatte bis zu diesem Zeitpunkt schon so viel geschafft. Ich hatte übrigens auch schon etwa 25 Kilo „weggeschafft", Tendenz weiter fallend. Jedes Kilo gab mir mehr Motivation. Und ich verlängerte meine Trainingsdistanzen. Im Oktober 2012 lief ich bereits zwischen 100 und

120 Kilometer pro Woche. Langsam, dafür aber lange Strecken. Zehn Kilometer waren nur noch eine kurze Distanz, die ich kaum noch lief. Mit 15 Kilometern pro Tag fühlte ich mich deutlich wohler.

Jeden, der mir einige Monate zuvor prophezeit hätte, dass ich einmal selbst so etwas sagen würde, hätte ich für völlig verrückt erklärt. Lassen Sie es uns auf den Punkt bringen: Ich startete als dickes Wrack, nein, als dickes, rauchendes Wrack, das sich selbst nicht mehr mochte. Ich stand an einem Punkt im Leben, an dem ich das Gefühl hatte, am Abgrund zu stehen. Die Wahrscheinlichkeit, dass mich mein eigenes Gewicht in die Tiefe gezogen hätte, war wesentlich größer als die, auf der Erde zu bleiben. Im Verlauf der Monate hatte ich den Rand des Abgrunds verlassen und war in die andere Richtung gegangen. Immer fester wurde die Erde unter meinen Füßen, immer sicherer die Wege. Und auch das Gras wurde grüner, die Vegetation nicht mehr ganz so steinig und karg. Ich hatte einfach das ungesunde Leben hinter mir gelassen und konnte das gesunde immer befreiter genießen. Jeder Lauf wurde zu einer großen Freude. Es gab oft Tage, an denen ich es kaum erwarten konnte, endlich loszulaufen. Und das hatte nicht unbedingt etwas mit dem Wetter zu tun. Oft regnete es in Strömen. Meine Hunde Spagna und Dante wurden so schwarz wie der Matsch, durch den wir rannten. Eigentlich würde man bei diesen Bedingungen sofort schlechte Laune bekommen. Ich nicht. Ich freute mich auf den Regen, auf die Tropfen, auf die Ruhe der Natur. Nur der laute Atem der Hunde, das leise Pfeifen der Vögel, das leichte Rauschen der Bäume und die volle Konzentration auf den glitschigen Waldboden. Das mag für Sie ein wenig kitschig klingen, aber für mich waren es Momente der absoluten Freiheit.

Zwar einsam, aber in einer Art Einsamkeit, die gut tut, die befreit, nicht beklemmt.

Ich bin mir sicher, dass diesbezüglich jeder Mensch anders tickt. Jeder muss sich seine Freiheit selbst erlaufen, muss sich seine Momente selbst schaffen. Seien Sie aber sicher: Wenn Sie einmal an diesem Punkt angelangt sind, werden Sie Ihre eigenen Freiheitsmomente finden. Und Sie werden merken, dass man danach sogar „süchtig" werden kann. Daher behaupte ich auch: Nicht das Laufen selbst ist es, was viele süchtig macht. Das Laufen selbst war auch nicht die Suchtverlagerung, die ich spürte – vom Rauchen zum Laufen, sozusagen. Nein, süchtig wurde ich nach den „Momenten der Freiheit". Ich glaube, dass hier auch die Faszination des Laufsports ihren Kern hat. Und so macht auch ein Marathon Sinn! Normalerweise sagt man: Ein Marathon ist Leistungssport. Ist eine Herausforderung, ist etwas für Menschen, die das Abenteuer suchen, oder besser noch, die ihre eigenen Grenzen testen wollen. Das mag bestimmt für den einen oder anderen so sein. Jeder soll seinen eigenen „Treiber", seinen eigenen Motor haben. Für mich persönlich wird der Marathon aus genau einem entscheidenden Grund absolviert: Weil er die Krönung des inneren Freiheitsgefühls ist. Und genau dieses Gefühl hatte ich bereits nach dem Halbmarathon in Mainz. Ich hatte Schmerzen, ich war am Ende meiner Kräfte, ich konnte mich am nächsten Tag kaum bewegen, aber ich fühlte mich so frei wie niemals zuvor. Und genau das versprach ich mir von einem Marathon. Nur noch eine ganze Klasse besser. Ich wollte einfach noch eine Stufe höher gehen, eine neue Qualität von Freiheit erreichen, mich noch ein wenig mehr „freilaufen". Das war mein Motor, und so ist es bis heute geblieben.

Endlich Marathon – das Ende?
Oder doch nur ein erreichtes Ziel mehr?

Ich war getrieben von dieser Vorstellung. Es ging mir nicht eine Sekunde darum, irgendjemandem etwas beweisen zu müssen. Nicht einmal mir selbst. Das mag bei dem einen oder anderen Stirnrunzeln auslösen, ist aber die Wahrheit. Für mich wäre das auch der falsche Treiber gewesen. Aber auch hier: Es wird Menschen geben, für die genau das der einzige Grund ist. Und dann ist es okay so. Ich halte es nicht für den richtigen Weg, aber es wäre vermessen, hier in der von mir so oft angesprochenen Oberlehrermanier ein Urteil zu fällen. Ich glaube einfach nur, dass die Gesundheit im Vordergrund stehen sollte. Sowohl die physische als auch die geistige. Und ein Beweis ist kein Gesundheitsindiz. Ein Marathon ist in meiner Welt, in meiner Philosophie, ein Punkt in einer Weiterentwicklung. Eine logische Konsequenz. Einen Marathon muss man sich erarbeiten, so wie die Freiheit, die man sich erlaufen muss.

So startete ich bereits kurze Zeit nach dem Halbmarathon mit dem Training für den Marathon in Köln. Zunächst lief ich einfach meine gewohnte Strecke weiter. Jeden Tag. Und ich weitete sie immer mehr aus. Ab und an lief ich sogar 20 Kilometer, doch zunächst weiterhin in meinem damals noch recht langsamen Tempo. Ich achtete streng auf meinen Puls, der nicht über 140, 150 gehen sollte. Ich lief immer noch im „Gesundheitsmodus" und wollte, dass das auch so blieb. Ich hatte keine Zeit im Sinn, in der ich die Distanz bewältigen wollte. Für mich zählte nur das Durchkommen, alles andere spielte keine Rolle. Ich ließ mich von meinem Weg nicht abbringen. Natürlich hätte ich mich einer Laufgruppe anschließen können. Natürlich hätte ich mir einen Coach nehmen oder Bücher wälzen können. Nichts davon fühlte sich für mich richtig an. Ich war fest davon überzeugt, dass es „mehr" als das Althergebrachte geben musste. Als all die Techniken und Tabellen. Als all die Zusatzprodukte und technischen Hilfsmittel. Kein Experte der Welt kann dir helfen, wenn es darum geht, sich freizulaufen. Hätte mir einer dieser Experten einen Plan aufgestellt, nach dem ich hätte trainieren sollen, wäre es der richtige Plan für mich gewesen? Hätte sich dieser Experte auf mich eingestellt? Oder hätte er einfach nach seiner Erfahrung einen Plan erstellt? Wie sollte mich ein anderer Mensch kennen? Wie sollte er wissen, was gut für mich ist und was nicht? Außerdem war ich dabei, meine ganz eigene Philosophie zu entwickeln. Eine, die ich nicht mit einer zweiten Person ausdiskutieren wollte!

Sie meinen, das klingt kompromisslos? Sie haben recht. Es ist kompromisslos! Und ich rufe jedem, der sich freilaufen will, zu: „Werden Sie kompromisslos!" Wenn es Ihnen guttut, wenn Sie sich wohlfühlen, wenn Sie so laufen wollen, wie es für Sie richtig ist, dann werden Sie kompromisslos. Wenn Sie das Gefühl haben, dass Sie Ihren Weg zu mehr Freiheit gefunden haben, wenn Sie glauben, auf dem besten Weg zu sein, in Bewegung zu sein, die ersten wichtigen Erfolge feiern, gute und wichtige Ziele erreicht haben, dann werden Sie kompromisslos und bleiben es auch. Wenn Sie die für Sie funktionierende Ernährung gefunden haben, wenn Sie auf Ihre Art eine Veränderung erreicht haben, dann werden Sie kompromisslos, bleiben Sie es und rufen Sie auch anderen zu, kompromisslos zu werden.

Man sollte an dieser Stelle unbedingt mit einem Vorurteil aufräumen: Kompromisslosigkeit hat nichts damit zu tun, nicht gesellschaftsfähig zu sein. Oder gar eine Art asoziales

Endlich Marathon – das Ende?
Oder doch nur ein erreichtes Ziel mehr?

Verhalten zu zeigen. Sie nehmen für sich einfach nur in Anspruch, eine eigene Meinung, eine eigene Haltung zu vertreten. Das macht das Leben nicht unbedingt einfacher. Aber deutlich klarer. Je klarer Sie gegenüber sich selbst sind, desto klarer sind Sie nach außen. Klarheit ist meiner Meinung der Schlüssel zur Freiheit. Und daher ist es wichtig, kompromisslos zu sein. Mein Umfeld kam damit am Anfang nicht wirklich gut klar. Kompromisslos keine Kohlenhydrate am Abend zu essen sorgt für die eine oder andere Diskussion. Teilweise werden Sie feststellen, dass sich selbst eng vertraute Personen genervt wegdrehen, nur weil Sie sich Gemüse und Fleisch bestellen, während der Rest eifrig an Pizza oder Nudeln kaut. Kleine, meist fiese Bemerkungen flankieren oft die rollenden Augen. Kleine „Witzchen", die nicht witzig sind.

Aber Tatsache ist: Da müssen nicht Sie durch! Da müssen die anderen durch! Und genau hier setzt die Kompromisslosigkeit ein! Es wird viele dieser Momente geben und man wird versuchen, Ihnen ein schlechtes Gewissen einzureden. Man wird versuchen, Sie in die „alte Welt" zurückzuholen, in die Zigaretten- oder die Zuckersucht, denen Sie hoffentlich entfliehen konnten. Es ist ganz sicher kein einfacher Weg, denn Kompromisslosigkeit gilt in unserer Gesellschaft als Verstoß gegen das Sozialgefüge. Nach und nach werden jedoch viele Menschen, gerade in Ihrem engeren Kreis, mehr und mehr Respekt vor Ihnen und Ihrer Haltung bekommen. Plötzlich stellt sich das Augenrollen ein. Und einige werden stattdessen große Augen bekommen. Spätestens dann, wenn Sie die ersten zehn Kilo verloren oder eines Ihrer selbst definierten Ziele erreicht haben, das für Außenstehende plötzlich sichtbar wird. Und diese Momente sind unbezahlbar. Diese Momente motivieren, diese Momente rechtfertigen jede Kompromisslosigkeit, die Sie gezeigt haben. Menschen sind so.

Und werden es immer sein. Wichtig ist eigentlich nur, dass Sie Ihren Weg gehen. Und ihn nicht mehr verlassen.

Kompromisslos lief ich also meinen Weg. Kompromisslos lief ich mein Tempo. Und das tägliche Laufen zeitigte einen enormen Trainingseffekt. Ständig veränderte sich mein Körper. Mal nahm ich ab, dann wieder blieb mein Gewicht nahezu gleich, ich sah dennoch dünner aus. Was daran lag, dass ich wieder Muskeln aufgebaut hatte.

Mir war klar, dass ich vor dem Marathon mindestens einmal beim Training über 30 Kilometer laufen musste. Und ich hatte Angst vor diesem Tag. 30 Kilometer erschienen mir wie eine unüberwindbare Distanz. Von meinem Wohnort Köln nach Düsseldorf. Ungefähr so weit. Unvorstellbar. 20 Kilometer waren für mich gut zu schaffen. Ich orientierte mich immer an meinen Runden. Sechs Runden über die Felder und durch den kleinen Wald, das waren etwas mehr als 20 Kilometer. Bei zehn Runden läge ich also ganz sicher über der 30-Kilometer-Marke. Immerhin vier Runden mehr, eine Ewigkeit. Ich war den Sommer durchgelaufen, auch bei recht hohen Temperaturen. Gerade bei diesen hohen Temperaturen ging mein Puls sofort nach oben, was völlig normal ist. Im Spätsommer wusste ich jedoch überhaupt nicht, wo ich stand. Auf welchem Level ich mich befand. Ich war ja einfach durchgelaufen, ohne Höhen und Tiefen. Ich verließ mich im Grunde nur auf meine innere Stimme. Und die sagte mir, dass ich gut trainiert hatte. Dass mein Körper langsam, aber kontinuierlich trainiert wurde. Sie war sich auch sicher, dass ich die 30 Kilometer irgendwie schaffen würde. Und wenn sie damit richtig lag, dann sollte es auch mit dem kompletten Marathon klappen.

Endlich Marathon – das Ende?
Oder doch nur ein erreichtes Ziel mehr?

Es war ein Sonntag im Frühherbst 2012. Die Sonne schien, es war recht windig und die Temperatur war plötzlich auf 14 Grad gefallen. Für mich perfektes Laufwetter. Ziemlich genau vier Wochen vor meinem ersten Marathon. Und ich stand vor dem nächsten Meilenstein. Das Ziel: 30 Kilometer, einfach nur durchhalten. Irgendwie. Ich war bis an die Zähne bewaffnet: vier Trinkflaschen, sechs Packungen Kohlenhydratgel und zwei Aspirin, die ich nahm, bevor ich loslief. Wenn ich heute darüber nachdenke, wird mir nur beim Gedanken an die Menge des Proviants schlecht. Aber genau diese Menge brauchte ich damals. Mein Körper verbrannte bereits auf den ersten 15 Kilometern scheinbar eine ganze Menge. Auf mein Gefühl hörend kippte ich, mal abwechselnd, mal gleichzeitig, Getränke und Gels in mich hinein. Und tatsächlich, nach dreieinhalb Stunden hatte ich die 30-Kilometer-Marke geknackt. Ich konnte nicht mehr denken, ich hörte die Natur nicht mehr, meine Wahrnehmung hatte sich darauf beschränkt, auf den Beinen zu bleiben. Sofort nachdem ich den Lauf beendet hatte, wurde ich mit enormen Schmerzen konfrontiert, aber nur für einen ganz kleinen Moment. Ungefähr für fünf Minuten, ungefähr so lang, bis mir bewusst wurde: Du hast Dein nächstes Ziel erreicht. Und du wirst den Marathon schaffen. Irgendwie. Es ging mir ja nur um das Ankommen, nicht um die Zeit. Und wenn der Besenwagen direkt hinter mir fahren würde, ich würde die 42 Kilometer bis zum Ende laufen. Selbst wenn ich außerhalb der Zeiterfassung ankommen würde. Kompromisslos eben, aber glücklich und frei!

Am Tag des Marathons selbst war ich sehr aufgeregt. Ich war gut vorbereitet, alles war an seinem Platz, ich pflegte mittlerweile meine Rituale. Peinlich genau füllte ich meine

Trinkflaschen, packte meine Kohlenhydratgels, schnürte mir umständlich die Schuhe, brachte alles in eine optimale Position. Mein Freund Klaas und sein „Coach" Claudia waren ebenfalls nach Köln gekommen. Klaas lief den Halbmarathon, der vor der Königsdisziplin startete und auch endete. Meine Frau und ich warteten am Ziel, um Klaas ordentlich zu feiern. Er schaffte den Halbmarathon in einer wunderbaren Zeit, und ich freute mich wahnsinnig für ihn! Ich muss jedoch zugeben, dass ich mich selbst in einer Ausnahmesituation befand. Ich fühlte mich wie in einem sehr dichten Nebel, bekam kaum etwas mit. Es war eine Mischung aus Konzentration und Aufregung, ich fühlte mich etwas autistisch, nur in meiner eigenen Welt. Und: Ich hatte eine unglaubliche Angst. Ich wollte alles, nur scheitern wollte ich um Himmels Willen nicht! Ich lief zu diesem Zeitpunkt erst zehn Monate. Jeder, aber auch wirklich jeder Experte hatte mich gewarnt: Es sei deutlich zu früh, um den ersten Marathon zu laufen. Natürlich gehen solche Aussagen nicht spurlos an einem vorbei. Man beschäftigt sich zwangsläufig damit. Doch man muss es auch schaffen, seiner eigenen Linie treu zu bleiben. In meinem Fall hieß das: Egal, was die anderen sagen, tu das, was gut für dich ist. Hör auf dich selbst. Du bist gut trainiert. Du hast ein gutes Gewicht erreich (ich wog mittlerweile unter 86 Kilo), du bist gut vorbereitet, was soll also passieren? Kurz vor dem Start spielte sich in meinem Kopf ein kleiner Film ab. Er zeigte alle meine Stationen seit Januar 2012. Diesen Film konnte ich nicht steuern. Er lief einfach ab. Die Bilder wurden spontan aneinandergereiht, auch auf sie hatte ich keinen Einfluss.

Plötzlich wurde der Film durch den Startschuss unterbrochen, stoppte. Und ich war 42 Kilometer mit mir selbst unterwegs.

Endlich Marathon – das Ende?
Oder doch nur ein erreichtes Ziel mehr?

Und es kam alles ganz anders als erwartet. Es war nicht die befürchtete Qual, ich fühlte keine Schmerzen, ich spürte keine Atemnot, ich genoss jeden Schritt, jeden Augenblick. Ich wurde von Menschen getragen, die ich nicht kannte. Ich hatte die Zeit, „meine" Stadt Köln einmal ganz anders zu erleben. Und ich hatte das Gefühl, bei jedem Kilometer, den ich hinter mir ließ, ein wenig mehr Freiheit zu erlangen. Ich wurde innerlich sehr ruhig. Und all die Bedenken der Experten, der Trainer, der Bedenkenträger dieser Welt, lösten sich nach und nach auf. Ich lief einfach mein eigenes Tempo, ohne auf die Uhr zu schauen, und wenn ich es tat, dann nur, um auf den Puls zu sehen. Unterwegs nahm ich Unmengen zu mir. Meine Kohlenhydratpasten waren bereits bei Kilometer 30 aufgebraucht. So aß ich danach zusätzlich vier oder fünf Bananen. Meine Getränke waren bereits bei Kilometer 25 leer. So trank ich zusätzlich Wasser, das mir an den Versorgungspunkten gereicht wurde. Und da kam das große Erwachen. Jedenfalls für mich. All die Magnesium-Mixturen, die ich im Gepäck hatte, all die Kohlenhydratgels, hatten mir zwar Sicherheit, aber wenig anderes gegeben. Dagegen waren Bananen und Wasser wahre „Turbos" für meinen Lauf! Und ich war mir sicher: Sollte ich diesen Marathon schaffen, würde ich beim nächsten die Getränke- und Ernährungszufuhr umstellen. Dieses natürliche „Doping" tat mir gut. Der gesamte Marathon tat mir gut. Die Welle des Jubels an der Straße trug mich. Die lächelnden Gesichter vieler Mitläufer beflügelten mich. Angst machten mir nur scheinbar erfahrene Läufer, die aufgeben mussten. Das werde ich als warnendes Signal nicht vergessen. Und an dieser Stelle sei gesagt: Mir hat es sehr geholfen, mich immer wieder zu überprüfen. Nicht nur bei der Vorbereitung des Marathons. Auch während des Laufs hörte ich immer wieder in mich hinein. Ab und an verlangsamte ich das Tempo, bis es mir wieder besser ging.

Dann zog ich wieder an. So lief ich auf eine recht natürliche und gesunde Art und Weise ins Ziel. Nach vier Stunden und 36 Minuten. Eine Zeit, die ich kaum fassen konnte. Ich hatte nicht damit gerechnet, dass ich überhaupt unter fünf Stunden ins Ziel kommen könnte. Ich hatte mir keine Zeit als Ziel gesetzt, aber diese war eine Überraschung. Sie bestätigte jedoch meine Theorie. Klar und deutlich! Meiner Meinung nach gibt es eben keinen allgemeingültigen Plan, nach dem man trainieren kann, um einen Marathon gut zu überstehen. Es gibt sicher Anhaltspunkte. Es gibt sicher Wahrheiten, die helfen können. Wie zum Beispiel, dass es mehr als hilfreich ist, vor dem Marathon schon über 30 Kilometer gelaufen zu sein. Wie die Tatsache, dass es besser ist, nicht zu rauchen, nicht zu stark übergewichtig zu sein. Alles andere muss Ihre Sache sein. Alles andere muss Ihre Kompromisslosigkeit entscheiden.

Das Ziel des Marathons erreicht zu haben war der bis dahin wichtigste Meilenstein für mich selbst. Ich hatte die erhoffte neue Stufe der Freiheit erreicht, und dieses Gefühl setzte enorme Kräfte frei! Nachdem ich mich einige Tage erholen musste – nicht nur körperlich, auch die psychische Anstrengung war scheinbar enorm gewesen –, setzte bei mir eine Art „Turbo" ein. Es fand noch einmal eine wichtige Entwicklung statt. Ich war viel konzentrierter, hatte mehr Energie für den Alltag, ging wesentlich gestärkter meinen Weg, der ja eigentlich gerade erst begonnen hatte. Es bestätigte meine Annahme, dass Freiheit eine Entwicklung ist. Dass es größere und kleinere Zwischenstufen gibt, dass der Weg nie endet. Mit dem Marathon hatte ich eine bedeutende Hürde genommen, es sollte jedoch nur ein erster, wenn auch großer Schritt sein. Und ich ahnte, dass es möglich sein könnte, dass kleinere Schritte manchmal noch größere Wirkung als diese

Endlich Marathon – das Ende?
Oder doch nur ein erreichtes Ziel mehr?

großen Hürden haben. Ich war glücklich. Und erschöpft. Und doch wieder voller neuer Energie, gepaart mit einem großen Hunger nach mehr.

More Power *Tipp 9*

Bereiten Sie sich ausreichend auf einen Marathon vor. Machen Sie einen ordentlichen Gesundheitscheck. Dazu gehört der Besuch beim Orthopäden. Ebenso ein Belastungs-EKG, ein komplettes Blutbild und auch ein Herzecho. Dafür sollten Sie nicht Ihren Hausarzt aufsuchen, sondern einen guten Sportarzt. Viele überlassen es dem Hausarzt, der sie seit Jahren begleitet – was er auch gern weiterhin tun soll. Doch bei dem, was Sie vorhaben, muss meiner Meinung nach ein Facharzt ran. Ein Marathon ist machbar. Jedoch nur für Menschen, die zu hundert Prozent gesund sind. Machen Sie sich auch hier frei von der Angst: „Und was, wenn der Arzt etwas findet?" Sie haben es geschafft, einen Anfang zu machen, indem Sie dieses Buch lesen. Sie stellen sich der „Problematik" bereits. Also machen Sie weiter. In aller Konsequenz!

10.

Eine Lebens-
entscheidung
– für immer
gesund!

Es gibt zahllose Berichte von Menschen, die in ein tiefes Motivationsloch fallen, wenn sie einmal ein großes Ziel erreicht haben. Die Konzentration, der ganze Fokus liegt lange Zeit auf diesem Ziel, dann ist es erreicht, und dann? Genau an diesem Punkt besteht eine echte Gefahr: Das Verfallen in alte Strukturen. Und dann hat sich all die Mühe nicht gelohnt.

Noch vor ein paar Tagen hatte ich ein langes Gespräch mit einem Bekannten, bei dem es genau um diese Thematik ging. Er war so ein Kandidat. Er hatte jahrelang auf seine sportlichen Ziele hingearbeitet. Als stark visueller Mensch hatte er sich einen ansehnlichen Körper „angeschafft", dafür machte er so gut wie täglich Sport. Und das mehrere Stunden. Hatte er abends einmal über die Stränge geschlagen, wurden die überschüssigen Kalorien am nächsten Morgen sofort wieder wegtrainiert. In seinem Fall muss man wohl schon von einer Sucht sprechen, die hier gelebt wurde. Bei ihm endete alles mit der Ziellinie des Marathons. Und in der Tat war sie dann das Ende seiner sportlichen Aktivität. Als er sein Ziel erreicht hatte, verfiel er in eine Art Starre, aus der er nicht mehr herauskam. Das liegt nun bereits einige Jahre zurück und ist bis heute so geblieben.

Meiner Meinung nach hat er einen entscheidenden Fehler begangen. Vielleicht auch zwei. Er hat zu viel Bedeutung in das Erreichen des Ziels gelegt, sich unter einen ungeheuren Erfolgsdruck gesetzt. Er war der Kandidat, der sich selbst und der Welt unbedingt etwas beweisen musste. Niemand hat ihm diesen Druck auferlegt. Nur er sich selbst. Des Weiteren war er sich vor seiner Zieldefinition darüber bewusst, dass er jemand war, der in dieses Loch fallen könnte. Man darf nicht vergessen, dass die Psyche bei solchen Abenteuern eine große, fast übergeordnete Rolle spielt. Doch warum auch immer, er vergaß, hier entsprechend vorzubeugen. Und nur er selbst wird sich diesen zweiten Fehler erklären können.

Ich konnte das schon nachvollziehen. Ich hatte nur diesen zweiten Fehler nicht begangen. Und auch den ersten nicht, denn ich wollte und musste niemandem etwas beweisen. Ich wollte nur ein anderes Leben führen. Ich wollte wieder gesund werden, ich wollte ohne Sucht leben. Und ich hatte Angst davor, wieder in alte Strukturen zu verfallen. Mir war völlig klar, dass ich, hatte ich einmal die Zigaretten verbannt, durchhalten musste. Ich durfte nicht eine einzige mehr rauchen. Sonst wäre ich sofort wieder der Sucht erlegen. Genauso sah ich es mit der Ernährung. Bis heute lasse ich die Fast-Food-Ketten links liegen, am Abend sind für mich noch immer Pizza und Co völlig tabu. Auch Industriezucker und Alkohol gehören konsequent nicht mehr zu meinen Freunden. Das ist alles nicht so schwer, und ich fühlte und fühle mich wohl damit. Dennoch hatte ich große Angst vor dem Motivationsloch. Auch ich stellte mir die Frage: Was passiert, wenn der Marathon geschafft ist? Nachdem ich mich ein wenig davon erholt habe? Wird mein Körper den Kampf gegen sich selbst gewinnen? Wird er sich wieder in die Gemütlichkeitszone zurückziehen? Und: Was kann ich schon vorher dagegen tun? Die Antwort war im Grunde recht einfach. Und ich musste auch nicht lange überlegen. Sie war plötzlich da. Eine einfache und doch effektive Strategie.

Ich beschloss bereits vor dem großen Event, pro Jahr jeweils zweimal einen Marathon zu laufen. Gewissermaßen schon als nächstes Ziel. Hier erschien es mir sinnvoll, jeweils einen im Frühling und einen im Herbst zu laufen. Diese Strategie hatte mehrere Vorteile. Zunächst einmal einen praktischen: Ich bin kein Läufer, dem hohe Außentemperaturen beim Sport wirklich guttun. Zehn Grad, Sonnenschein oder auch bedeckt, leichter Wind – das ist meine Laufwelt. Und für genau diese Wetterprognose stehen die Chancen im Frühjahr und im Herbst recht hoch. Was jedoch weitaus entscheidender ist: Mit dieser Strategie ist sichergestellt, dass man das ganze Jahr im Training bleibt. Zeiten, in denen Sie sich auf die faule Trainingshaut legen können, sind kaum gegeben. So kann man eigentlich auch gleich durchlaufen. Macht ab und an mal einen Tempolauf, ab und an auch einen langen Lauf, so wie man sich auf einen Marathon eben vorbereitet. Nur dass man sich – ohne, dass man es so definiert – im Dauertraining befindet. So bekommt das Training gar nicht erst diese Sonderstellung, diese große Bedeutung. Es „passiert" einfach, es läuft praktisch einfach mit.

So erhoffte ich mir, durch diese Strategie auch wieder etwas mehr Freiheit zu erlangen. Freiheit von der Angst, in das böse Motivationsloch zu fallen. Und meine Hoffnung wurde mehr als bestätigt.

So begann ich direkt nach dem Köln-Marathon mit der Umsetzung dieser Strategie. Ich brauchte einen Tag Erholung nach den 42 Kilometern, doch bereits am Tag darauf war ich wieder auf der Strecke. Ich machte langsame Läufe, die ich Erholungsläufe nenne. Eine ganze Woche lang lief ich meine gewohnte Strecke. Immer die mir bekannten 15 Kilometer. Aber eben sehr langsam. So schonte ich meinen Körper zwar, lockerte aber Sehnen, Muskeln und Gelenke. Tag für Tag ging es besser, die Schmerzen nahmen stetig ab und waren bereits nach vier Tagen völlig verschwunden.

Es gibt viele Marathonläufer, die nach einer solchen Belastung 14 Tage absolute Laufruhe benötigen, manche sogar länger. Es sei ihnen gegönnt, ich respektiere es. Wie bereits oft in diesem Buch erwähnt: Es gibt kein Patentrezept. Auch für die Erholung nach einem Marathon nicht. Ich glaube jedoch, dass das Pausieren des Laufens nach dem Wettkampf den Körper völlig durcheinanderbringt. Er wird versuchen, die Erholung hinauszuzögern. Er wird sich in seine Komfortzone zurückziehen. Und es ist schwer, ihn dort wieder herauszulocken. Das Training wieder aufzunehmen fällt fast allen Marathonläufern schwer. Viele geben es ungern zu, denn sie sind ja Sportler. Und Sportler haben Stolz und einen starken Willen. Im stillen Kämmerlein müssen sie sich aber meist eingestehen, dass der Schweinehund nach der Trainingspause besonders hartnäckig ist. So lief ich einfach los. Weiter der Freiheit entgegen.

Die Entscheidung für diese Strategie hatte jedoch noch einen weiteren Grund. Und dieser Grund war und ist für mich ausschlaggebend. Ich hatte im Lauf der Monate ein übergeordnetes Ziel für mich definiert. Ein Ziel, das mich mein ganzes Leben begleiten wird. Das Ziel, immer gesund zu sein. Es mag nach einer romantischen Vorstellung klingen, aber wenn es nach mir ginge, würde ich gern immer gesund bleiben. Und eines Tages einfach die Augen schließen. Das wünscht sich wohl jeder, und ich bin fest überzeugt davon, dass man einiges für dieses Ziel tun kann. Es bedeutet nichts anderes als für eine durchgängig hohe Lebensqualität zu sorgen. Ich denke, dass ich diejenigen, die dieses Buch lesen, kaum davon überzeugen muss, dass es wohl das Wichtigste überhaupt ist, gesund zu werden, gesund zu bleiben. Nur aus diesem Grund bin ich im Januar

2012 einfach losgelaufen. Natürlich kann ein Marathon ein Ziel sein. Wie Sie Ihr eigenes Ziel definieren, ist völlig egal. Die Hauptsache ist, Sie legen eins fest. Es reicht völlig aus, wenn man sich seine eigenen Bausteine zu einem gesunden Leben dazu ebenso fest definiert. In meinem Fall ist das „Rezept" ja sehr einfach zusammengefasst: Täglich 15 bis 17 Kilometer laufen, kein Industriezucker, kein Alkohol, tagsüber wenig, am Abend gar keine Kohlenhydrate. Dazu kommt vielleicht noch ausreichend zu schlafen und das Gewicht zu kontrollieren. Und, ganz wichtig: Immer und immer wieder Ziele zu setzen. Nun werden einige Experten wieder sagen: Alles nicht neu, alles schon mal gehört, alles schon besprochen. Das mag durchaus sein. Aber wenn dies alles so klar ist, warum werden die Deutschen dann laut Statistik trotzdem immer dicker? Warum boomen Diäten? Warum haben sich die meisten schon mal in einem Fitnessstudio angemeldet, haben jahrelang Gebühren dafür bezahlt und sind trotzdem nur die ersten drei Monate regelmäßig zum Training gegangen? Wenn alles so klar ist, warum sterben immer mehr Menschen durch das Rauchen? Warum fordern Politik und Krankenkassen immer wieder zu mehr Sport auf? Warum sind die TV-Quoten bei einschlägigen Abnehm-Sendungen so hoch? Weil wir es alle verstanden haben? Weil wir so unglaublich gut auf uns aufpassen, uns um unsere Körper kümmern? Es gäbe sicher auf alle Fragen eine passende Antwort. Und man könnte zu jeder einzelnen Frage ganze Bücher schreiben. Und es gibt bereits so unglaublich viele Bücher dazu. Doch eigentlich kann man diese Fragen recht einfach zusammenfassend beantworten: Viele Menschen sind schlicht und ergreifend nicht frei! Wir sind gefangen in unseren eigenen Strukturen, und Einflüsse von außen machen es sicher nicht einfacher. Natürlich ist es schwer, den inneren Schweinehund zu überwinden. Natürlich muss man sich Zeit nehmen, allein, um täglich laufen zu können. Und es ist auch klar, dass gesunde Ernährung deshalb anstrengend ist, weil man sich mit dem Thema auseinandersetzen muss. Die Wahrheit ist, dass ein kleines Studium zu absolvieren ist, bis man weiß, was für einen selbst gut ist. Es ist ein Studium, für das es keine Universität gibt, keinen Lehrstuhl, keine Professoren. Man kann es nicht per Fernstudium absolvieren, nicht im Internet. Man kann es nur an sich selbst studieren. Man muss es ausprobieren.

Und genau hier liegt ein großes Problem: Wir sind mittlerweile von der Vorstellung geprägt, dass ein Erfolgsrezept nur dann gut ist, wenn man es nach Plan abarbeiten kann, wenn es genaue, nachhaltige Ergebnisse verspricht. So funktioniert unsere Werbung. So funktioniert unsere Politik, so funktioniert unsere Gesellschaft. Wird uns etwas nicht versprochen, ist es auch nichts wert. Wir nehmen es sogar in Kauf, dass man uns viel verspricht und wenig hält. Manchmal akzeptieren wir es sogar, wenn das uns versprochene Konzept gar nicht funktioniert. Wir bezahlen sogar Geld dafür! Wenn ein Automobilhersteller angibt, dass unser Lieblingsauto nur sechs Liter auf hundert Kilometer benötigt, nehmen wir es sogar in Kauf, wenn es elf Liter braucht. Auch wenn es um unsere Gesundheit, um unseren eigenen Körper geht, sind wir bereit, viel Geld für Dinge auszugeben, die nicht funktionieren. Wir legen Tausende von Euro auf den Tisch, um teure Diäten zu finanzieren. Wir bezahlen Arztrechnungen selbst, wir schütten Tonnen von Nahrungsergänzungsmitteln in uns hinein und stecken ein Vermögen in Wellnessprodukte. Immer in der Hoffnung, dass es gesund und schön macht, so wie es uns versprochen wurde. Das heißt, dass wir grundsätzlich bereit sind, gesund zu werden, zu sein und zu bleiben. Wir investieren nur in die falschen Kanäle. Oder, besser gesagt: Verspricht man uns oft genug, dass dies oder das gesund macht, nennt man uns Argumente dafür, ob sie nun stimmen oder nicht, dann ist das gut. Dann glauben wir daran.

Und nichts davon finden Sie in diesem Buch. Kein Erfolgsrezept, das Sie abarbeiten können, keine Liste, die Sie abhaken können, so wie Sie es gewohnt sind. Schön, dass Sie das Buch trotzdem noch immer nicht in die Ecke geschmissen haben! Scheinbar haben Sie meine Kernbotschaft verstanden: Motivation ist der erste Schritt zu einem gesunden Leben. Sich selbst auszuprobieren, sich mit sich selbst und dem eigenen Körper zu beschäftigen, ist das wahre Erfolgsrezept. Ich gebe zu: Diese Art von Erfolgsrezept ist unglaublich anstrengend. Und kostet Zeit. Es ist kein Powerprogramm, das Ihnen verspricht: „Finden Sie in 20 Minuten pro Woche zu einem neuen Leben". So etwas führt meiner Meinung nach nur zu einem Jo-Jo-Effekt. Ganz sicher nicht zu mehr Freiheit. Und auch nicht zu mehr Klarheit über Ihren Körper.

Während ich dieses Buch schrieb, sind wieder ein paar Ratgeber mehr zum Thema Laufen erschienen. Ich habe sie nicht gelesen, nur die Werbung dazu verfolgt. Und alle haben sie versprochen, dass schon ein wenig Jogging pro Woche ausreichen würde, um alles zu verändern. Um unglaublich viel abzunehmen, um wacher und leistungsfähiger zu sein. Ich bin mir sicher, dass es viele geben wird, die hier zugreifen. Und auch diese Bücher werden viele Leser frustriert zur Seite legen. Weil sie zwar Antworten bekommen haben, aber keine guten Ergebnisse erzielen. Das liegt nicht an der Qualität der Bücher, nicht an den eventuell wertvollen Tipps. Es liegt schlicht daran, dass wir nicht alle aus demselben Bausatz bestehen.

Für den einen mag es reichen, zweimal die Woche zu laufen. Für den anderen sind täglich zehn Kilometer noch zu wenig, um sich gut zu fühlen. Einige benötigen am Tag viele Kohlenhydrate, um den Arbeitstag zu überstehen, andere werden davon einfach nur müde. Wenn wir uns darauf einigen können, dass es nicht das eine Erfolgsrezept gibt, dass wir uns intensiv mit uns selbst auseinandersetzen müssen, um gesund zu werden, gesund zu bleiben – dann sind Sie dem Ziel schon ein ganzes Stück näher. Sie sollten in der Lage sein, eine eigene Philosophie für sich selbst zu entwickeln. In jedem von uns schlummert diese Fähigkeit. Man muss sich diese Philosophie erarbeiten, und genau das muss man auch wollen. Das Wichtige daran ist: Wenn Sie die eigene Haltung zu einem gesunden Leben einmal gefunden haben, werden Sie merken, dass es sich endlich richtig anfühlt. Und Sie werden feststellen, dass der Effekt ein großer ist: Sie sind nicht länger abhängig von Experten, Diäten, Gurus, Visionären. Auch in diesem Punkt erlangen Sie einfach mehr Freiheit.

Sie werden merken, wie wertvoll das sein kann. Denn auch Ihre Umwelt spürt das. Sie strahlen etwas anderes aus! Sie wirken anders, Sie sehen anders aus, Sie verhalten sich anders. Sie haben sich freigelaufen und werden immer gesünder. Und das Erfolgsrezept sind Sie selbst!

More Power *Tipp 10*

Schließen Sie einen Vertrag mit sich selbst. Ob Sie diesen tatsächlich schriftlich aufsetzen oder ob Sie ihn nur im Geiste mit sich selbst abschließen, spielt eigentlich keine Rolle, doch ich rate dazu, ihn niederzuschreiben. Inhalt des Vertrags ist, für immer gesund zu bleiben. Das schließt aus, dass Sie rückfällig werden, es schließt aus, dass Sie wieder in die alten Strukturen verfallen. Verträge werden nicht gebrochen. Das haben wir alle einmal gelernt. Und daran sollten Sie sich halten. Das Schöne ist: Sie selbst gestalten diesen Vertrag. Das macht kein Anwalt für Sie, kein Geschäftspartner. Sie selbst sind für den Inhalt verantwortlich. Viel Spaß beim Gestalten des Werkes!

11.

Begegnungen II – Menschen meiner Strecke, Worte, die man nicht vergisst

In den vergangenen Monaten habe ich während des Laufens fast ständig mit mir selbst kommuniziert. Und es hatte immer seinen Sinn. Das Laufen ist zwar nicht zum Denken da, aber man kann den Kopf wohl nie ganz ausstellen. Und immer mehr – das werden Sie sehen, wenn Sie sich einmal auf den Weg gemacht haben – werden Sie in der Lage sein, in Ihren Körper hineinzuhören. Das ist auch richtig und wichtig so! Mit dem Körper ständig zu kommunizieren ist meiner Meinung nach Pflicht. Der Körper sendet Signale, und es ist an Ihnen, sich damit auseinanderzusetzen. Nur wer das tut, wer seinen Körper ernst nimmt, Zeichen zu deuten weiß, sich darauf einlassen kann, wird dauerhaft gewinnen. Gut, Kommunikation ist nun mal mein Beruf, meine Berufung. Und ich bin fest davon überzeugt, dass wir gesünder und zufriedener leben könnten, würden wir mehr und besser kommunizieren.

Im ersten Kapitel zu Begegnungen habe ich diese These ja bereits aufgestellt. Und habe die Meinung vertreten, dass Begegnungen motivierend sein können, dass die Kommunikation, die in diesen Begegnungen stattfindet, eine Motivation sein kann – so einfach es auch klingen mag. Und weil dieser Aspekt für meine Entwicklung entscheidend war, möchte ich noch einige dieser Begegnungen mit Ihnen teilen.

Ich nenne ihn „Herrn Ritual". Herrn Ritual begegnete ich immer an derselben Stelle, immer zu ähnlichen Uhrzeiten, immer bei ähnlichem Wetter. Er ist Ende 60, er war sicher einmal ein ziemlicher Abräumer, ein Weiberheld, das sieht man ihm heute noch an. Er kleidet sich sehr modisch für sein Alter – selbst im Wald. Seine Kleidung ist stets perfekt gebügelt. Er trägt gerne Cordhosen, es ist breiter Cord von guter Qualität.

Herr Ritual hat einen Lieblingsplatz, eine alte Bank auf einer kleinen Lichtung. Die Bank steht etwas nach hinten versetzt, mein Laufweg führt direkt an ihr vorbei. Sein Fahrrad parkt Herr Ritual immer auf der anderen Seite des Weges. Sitzt man auf der Bank, kann man direkt aufs freie Feld sehen; an dieser Stelle ist die Baumreihe für 20 Meter unterbrochen. Herr Ritual hat auf der Bank oft die Augen geschlossen. Stets scheint ihm die Sonne ins Gesicht, aber er scheint diesen Augenblick nicht nur zu genießen. Es ist eben ein Ritual. Und zunächst dachte ich, nur so für mich, dass es ihm sehr viel geben müsse, dieses Ritual zu pflegen. Er sitzt dort meist lange, mindestens eine Stunde, manchmal länger. Herr Ritual ist kein Hunde-Fan, er schaut Spagna und Dante oft misstrauisch an. Manchmal haben seine Blicke sogar etwas Aggressives, etwas Bedrohliches. Vor ungefähr acht Wochen fuhr Herr Ritual plötzlich mit dem Fahrrad in einem unglaublichen Tempo an mir vorbei, die Hunde konnten sich gerade noch in Sicherheit bringen. Ich war derart erschrocken, dass ich ihm laut hinterherbrüllte. Sein Gesicht hatte etwas Angestrengtes, er schien völlig außer sich zu sein, keuchte und bog um die nächste Ecke, nicht unweit der Bank. Ich war nicht bereit, meinen Ärger herunterzuschlucken. Ich musste mir Herrn Ritual greifen, sollte er bei meiner nächsten Runde, 20 Minuten später, tatsächlich auf der Bank sitzen. Ich musste ihn zumindest unbedingt sprechen, so viel war klar. Daher schaute ich auf meinen Pulsmesser und ballerte los. Bei einem Puls von 175 pendelte ich mich ein. Ich gab mächtig Gas. Irgendetwas in mir sagte, dass es wichtig sein würde, Herrn Ritual noch zu erreichen. Ich bin mir sicher, dass sich Spagna und Dante fragten, was denn nun wieder in mich gefahren sei. Die beiden hatten in der letzten Zeit einiger dieser Stimmungsschwankungen mitmachen müssen. Je mehr ich lief, je mehr ich abnahm, desto ungeduldiger wurde ich auch mit ihnen. Ich vermute außerdem, dass auch die Nikotinsucht noch hin und wieder an die innere Tür klopfte. Gut, ich gab ihr keine Chance mehr. Aber es wäre Unsinn, zu denken, dass sich Körper wie auch Geist nach so kurzer Zeit völlig davon verabschiedet hätten. Ich gab also Vollgas, um Herrn Ritual zu stellen. Eigentlich ging es mit gar nicht so sehr darum, was gerade eben passiert war. Vielmehr überlegte ich mir, wie ich herausfinden könnte, warum Herr Ritual eben dieses Ritual hatte. Er begleitete mich nun schon einige Monate und wir hatten bisher kein Wort miteinander gesprochen. Nicht einmal gegrüßt hatten wir uns.

Die lange Gerade, noch einmal um die kurze Linkskurve und die Bank war in Sichtweite. Und richtig, Herr Ritual saß in der Sonne. Die Augen wie so oft geschlossen. Einige Meter vor der Bank stoppte ich, was er sofort bemerkte. Er nickte langsam und wohlwollend mit dem Kopf. Das erste Mal, dass Herr Ritual eine Art Kommunikation mit mir suchte. Ich wusste nicht genau, wie ich das Gespräch mit ihm beginnen sollte. Dennoch polterte es aus mir heraus: „Guten Tag, sagen Sie mal..." Weiter kam ich nicht. Herr Ritual schnitt mir das Wort ab, bevor ich den Satz fertig formulieren konnte. „Es tut mir sehr leid, ich habe Sie eben fast über den Haufen gefahren, das tut mir wirklich leid. Ich wollte nur eben schnell zu dieser Bank. Es war höchste Zeit!", sagte er leise. Ich war einigermaßen verdutzt. Damit hatte ich nicht gerechnet. Auf keinen Fall mit einer Entschuldigung, auf keinen Fall mit diesem Grund. Er gab mir damit jedoch eine Steilvorlage. Nun war also meine Zeit gekommen. „Sagen Sie, macht es Ihnen etwas aus, wenn ich Sie kurz etwas frage?", stammelte ich ein wenig verlegen. „Fragen Sie. Nur zu. Wir kennen uns ja schon. Auch wenn wir nie miteinander gesprochen haben. Ich war auch Sportler wie Sie. Also früher. Und Sportler unter sich dürfen sich alles fragen, na ja, fast alles", sagte Herr Ritual und bot mir ein Stück Bank an. Ich nahm sein Angebot gerne an und sagte: „Wissen Sie, seit fast zwei Jahren sehe ich Sie hier auf dieser Bank sitzen. Und immer zu einer ähnlichen Zeit. Nie haben wir uns gegrüßt. Das ist eigentlich schade. Gerade unter Sportlern. Gut, ich hätte ja auch zuerst grüßen können. Stimmt. Aber sagen Sie: Wie kommt es zu diesem Ritual? Was treibt Sie hierher? Immer allein, immer mit dem Rad?" „Ich sitze hier und spreche mit meiner Elli. Wissen Sie, es war nicht einfach, vor einigen Jahren das eigene Kind zu verlieren. Sie war Ende 30, sie starb hier an dieser Stelle. Ihr Herz setzte einfach aus. Genau hier", antwortete Herr Ritual, schaute dabei lange in die Sonne und zeigte dann auf die Stelle, an der sein Rad stand, auf der anderen Seite des Weges.

Ich schaute einfach nur auf das Rad. Ein mulmiges Gefühl stieg in mir hoch. Meine Erziehung verbot es mir zu fragen, wie das passieren konnte. Aber dann wurde ich sehr traurig und ich ärgerte mich gleichzeitig über mich selbst. Es war doch klar, dass es einen Grund gehabt haben musste, dass mich Herr Ritual fast überfahren hatte. Ich wieder! Warum musste ich es denn auch so genau wissen? Warum konnte ich die Dinge nicht auf sich beruhen lassen? Kennen Sie das, wenn plötzlich alles ganz still ist? Und man sich gerne einfach unsichtbar machen möchte? Genau so fühlte ich mich. Aber Herr Ritual half mir aus der schwierigen Lage. „Wissen Sie, meine Tochter war eine große Sportlerin. Sie hatte einen stressigen Beruf. Der Sport hat ihr den Ausgleich gegeben. Einige Wochen vor ihrem Tod hatte sie eine starke Erkältung.

Und die hat sie wohl nicht auskuriert. Spaziergänger fanden sie hier. Das ist nun vier Jahre her. In zwei Wochen sind es genau vier Jahre. Jeden Tag komme ich hierher. Immer um die Uhrzeit, zu der die Uhr für Elli stillstand. Ich kann noch immer nicht richtig Abschied nehmen. Eines Tages werde ich vielleicht nicht mehr jeden Tag hierher kommen, wohl dann, wenn es ich endlich geschafft habe. Ich habe mich oft gefragt, ob ich Ihnen einfach mal sagen soll, dass Sie auf Ihre Gesundheit aufpassen sollen, wenn Sie so viel laufen. Aber dann dachte ich, dass es sicher komisch wirkt, wenn Sie ein wildfremder Mann anspricht und Ihnen so etwas sagt. Es ist so wichtig, ganz gesund zu sein und gut auf sich aufzupassen, wissen Sie?"

Instinktiv griff ich mir ans Herz. Und hörte die Stimme meines Vaters und meiner Frau, die mich immer wieder bekniet hatten, mich einmal richtig durchchecken zu lassen. Und dabei musste ich in der Tat die Tränen zurückhalten. Ich konnte Herrn Rituals Verlust förmlich spüren. „Ja, Sie haben recht. Und ich werde nun auch mal zum Arzt gehen. Mich ordentlich untersuchen lassen. Es tut mir sehr leid, das mit Ihrer Tochter. Ich finde da gar keine Worte. Kein Vater sollte nach seinem Kind gehen. Und dass Ihre Tochter hier an dieser Stelle sterben musste, das ist hart. Ich werde jetzt mit anderen Augen hier vorbeilaufen. Und ich werde auch noch einmal das Thema Gesundheit und Sport näher betrachten. Ich finde es in jedem Fall gut, dass Sie so, auf Ihre Art, Abschied nehmen wollen. Egal, wie lange es dauert", sagte ich mit leiser Stimme. Wir unterhielten uns noch eine Weile. Er erzählte mir viel aus seinem Leben. Und auch, warum er ohne seine Frau hier an diese Stelle kam. Er wollte die Zeit für sich und Elli allein haben. Und das sollte seine Frau respektieren. Auch ich respektierte das und verabschiedete mich.

Herr Ritual ist mir noch sehr oft begegnet. Beinahe jeden Tag. Und wir grüßten uns, ab und an schenkte er mir ein wissendes Lächeln. Seit einigen Wochen sehe ich ihn nicht mehr. Ich bin mir recht sicher, dass er seine Art von Abschied genommen hat. Manchmal bleibe ich kurz an der Bank stehen, fasse an mein Herz und schaue in die Sonne.

„Herr Polska" begegnete mir schon im Januar 2012. Es war Winter, sehr kalt, und der Wind schnitt mir ins Gesicht. Herr Polska war immer schwarz angezogen. So auch bei unserer ersten Begegnung. Immer trug er eine schwarze Kombination einer Outdoor-Kleidermarke. Sogar die Schuhe passten dazu. Ein baumlanger Kerl, Mitte 50, sportlich. Sein Hund passte zumindest farblich zu ihm: Auch sein Fell glänzte schwarz – aber die Größe des Hundes, die passte überhaupt nicht. Ich habe selten einen so kleinen Hund gesehen. Spagna und Dante waren bei der ersten Begegnung ebenfalls irritiert. Sie konnten den Hund wohl nicht wirklich als solchen einordnen. Aber freundlich war er. Ebenso wie sein Besitzer, der mir mit einem breiten Lächeln entgegenrief: „Sie sind aber wenig geworden, Mann, Mann, Mann. Sie haben viel abgenommen und sehen viel gesünder aus. Wie haben Sie das gemacht?" Das ging runter wie Öl. Herr Polska hatte mich wohl sehr genau beobachtet. Und dann gleich so ein Kompliment. „Ach, ich habe endlich das Rauchen aufgehört, das Essen ist anders und ich laufe jeden Tag", sagte ich stolz. „Das weiß ich doch, ich sehe Sie ja immer. Heute 15 Kilometer?", fragte er. Ich schaute etwas überrascht, war es auch. Wie konnte er das wissen? Ich war zwar am Ende meines Lauftrainings für diesen Tag, hatte ihn auch schon zweimal überholt, aber ...!!! „Stimmt, ja. Genau. Heute 15 Kilometer. Ich muss auch weiter, es wird kalt", sagte ich etwas verunsichert. Ein Lächeln huschte über sein Gesicht. Wir verabschiedeten uns und ich lief nach Hause. Herr Polska strahlte eine Mischung aus Ruhe, Freundlichkeit und Wissen aus. Eine sehr angenehme Art, die mich immer wieder motivierte, wenn ich ihm begegnete.

Ich war bereits in der Vorbereitung zum Hamburg-Marathon. Und erhöhte mein Laufpensum. Unter der Woche spulte ich täglich meine 15 bis 17 Kilometer ab, am Wochenende waren entweder Tempoläufe über 20 Kilometer oder der eine oder andere lange Lauf von 30 bis 34 Kilometern angesagt. Bei einem der ersten Tempoläufe traf ich wieder auf Herrn Polska. Er wirkte erstaunt, vielleicht, weil ich die Hunde nicht dabei hatte. Diese schnellen Läufe, wie auch die sehr langen Strecken, wollte und konnte ich ihnen nicht zumuten.

Es war ein Sonntag. Und Herr Polska war wieder mit seinem viel zu kleinen Hund unterwegs. Mein Ziel: 20 Kilometer in weniger als zwei Stunden. Dementsprechend gab ich Gas. „Ah, heute mal 20 Kilometer?", schmetterte mir Herr Polska entgegen. Woher konnte er das nun wieder wissen? Hatte dieser Mann hellseherische Fähigkeiten? Konnte er Gedanken lesen? Hatte er ein Fernglas, sodass er mich ständig beobachten konnte? Mich verunsicherte das ein wenig. Verstehen Sie mich nicht falsch, ich bin kein ängstlicher Typ. Aber das war schon alles sehr verwirrend.

„Exakt, heute 20 Kilometer Tempolauf, deshalb sind die Hunde auch nicht dabei", sagte ich so schnell, wie ich weiterlief. „Gut,

gut", schallte es mir hinterher. Herr Polska ließ mich nun gedanklich überhaupt nicht mehr los. Der Mann musste Ahnung haben. Das konnte gar nicht anders sein. Und ich beschloss, ihn einfach das nächste Mal zu fragen, wie er immer „lesen" konnte, welche Distanz ich mir für den Tag vorgenommen hatte.

Es sollte nur zwei Wochen dauern, bis ich ihm diese Frage stellen konnte. Wieder ein Sonntag, und ich musste den ersten langen Lauf über 34 Kilometer hinter mich bringen. Für so eine Strecke bin ich immer gut ausgerüstet. Zwei Trinkflaschen mit Magnesium, ausreichend Kohlenhydratpaste, das brauche ich einfach. Natürlich kann man allein daran erkennen (ich trage alles an einem Laufgurt mit mir), dass ich eine längere Strecke laufe. Das sollte es Herrn Polska an diesem Tag einfacher machen, aber die genaue Distanz würde er sicher nicht erraten können. Gerade, als ich in die letzte Kurve eingebogen war, den letzten Schluck aus der Flasche genommen, die 34 Kilometer abgeschlossen hatte, tauchte Herr Polska auf. Wieder in schwarz, wieder mit Hund. „Hallo, wie geht es Ihnen? Heute 33, 34 Kilometer? Auf jeden Fall sehr lange, oder?", fragte er wissend. Ich hielt die Luft an, obwohl ich eigentlich nach diesem Lauf genug davon hätte brauchen können. Mann, war das unheimlich. Und ich wagte nun doch den Sprung nach vorn: „Sagen Sie mal, ich muss Sie jetzt doch mal fragen. Woher wissen Sie das? Immer wenn ich Ihnen begegne, tippen Sie die Distanz meines Trainings ziemlich exakt. Das ist ja schon fast übernatürlich!"

Herr Polska lächelte kurz. „Wissen Sie, das ist eigentlich ganz einfach. Ich bin früher wie Sie gelaufen. Ich bin sogar professionell gelaufen. In der polnischen Mannschaft. Aber die Gelenke haben das irgendwann nicht mehr mitgemacht.

Ich wollte immer höher, schneller, weiter. Das war nicht so gut. Ich kann sehr genau abschätzen, wie jemand trainiert. Wenn man das selber einige Jahre gemacht hat, bekommt man ein Gefühl dafür. Das werden Sie auch irgendwann können."

Mir fiel ein Stein vom Herzen. Ich hatte es also nicht mit einem Hellseher zu tun, oder mit einem irren Beobachter, der Jogger im Wald verfolgt. Es war einfach ein erfahrener Sportler, der es übertrieben hatte, sich aber noch immer für den Laufsport interessierte.

„Können Sie denn nicht, trotz der Gelenke, einfach ein bisschen locker laufen? Ich meine, mit wenig Puls, langsam, eine gerade Strecke, das dürfte doch gehen?", fragte ich. Das erste Mal sah ich, wie Herr Polska sein Lächeln einstellte. Und plötzlich sehr ernst wurde. Das Gesicht blieb durchaus freundlich, aber nicht mehr zu hundert Prozent gut gelaunt.

„Doch, langsam laufen ist eigentlich drin. Bis vor zwei Jahren habe ich das auch gemacht. Und dann ... dann starb meine Frau. Sie ist viel zu früh von mir gegangen. Und ich konnte nicht mehr laufen. Ich hatte die Kraft nicht mehr dazu. Mir tat alles weh. Das Herz, die Gelenke, die Knochen, einfach alles. Aber ich möchte Ihnen mal etwas sagen: Seit Monaten sehe ich, wie Sie sich gesund laufen. Seit Monaten bewundere ich Ihre Disziplin. Das hat mir Mut gemacht. Jedes Mal, wenn ich Sie gesehen habe, hat mir das wieder ein bisschen Kraft gegeben. Ich freue mich immer, wenn ich Sie sehe. Wenn ich sehe, wie Sie sich steigern, weiter Gewicht verlieren, immer besser werden. Und letzte Woche habe ich beschlossen, wieder mit dem Laufen anzufangen. Und ich möchte mich bei Ihnen bedanken. Sie haben mir – ohne es zu wissen – wieder einen Sinn gegeben", sagte Herr Polska.

Mir kroch ein Schauer über den Rücken. Ein Gänsehautmoment, ich war plötzlich gefühlt drei Meter groß – und freute mich wie ein kleiner Junge. Ich hatte einen Menschen dazu motivieren können, aus seinem Loch herauszukommen? Ich hatte ihn motivieren können, sich wieder in Bewegung zu setzen, sich auf einen neuen Weg zu begeben? Was für ein wunderbares Gefühl, dachte ich mir und entgegnete: „Dafür müssen Sie sich nicht bedanken, um Gottes Willen. Wenn das so ist, wie Sie sagen, dann hat sich in der Tat jeder Schritt schon gelohnt. Dann hat mein Laufen nicht nur für mich einen Sinn. Dann hat es auch etwas bei Ihnen ausgelöst. Und dafür habe eigentlich ich dankbar zu sein. Ich habe mich immer gefreut, wenn ich Sie und Ihren Hund getroffen habe. Auch das hat mir oft Motivation gegeben, wissen Sie? Es sind eben oftmals diese kleinen Momente, die einem noch mal einen Schub an Kraft geben. Man muss nur lernen, sie zu erkennen, zu spüren, sie an sich heranzulassen. Ich musste das wieder neu lernen."

Wir gaben uns die Hand. Wie Sportler das tun. Wie Freunde das tun, wie Männer das tun, die sich etwas zu sagen haben. Auf Augenhöhe, mit Respekt und Anerkennung. Noch immer kenne ich Herrn Polskas richtigen Namen nicht. Das ist auch völlig unbedeutend. Uns verbindet das Laufen. Uns verbinden Begegnungen. Bis heute.

Es gibt jede Menge mehr solcher Begegnungen. Und jede einzelne ist für mich wichtig. Immer, so gut wie jeden Tag, kommen wieder neue dazu. Zu lernen, in den eigenen Körper hineinzuhören, das ist die eine Sache. Zu lernen, aus Kommunikation und Begegnungen beim Laufen Kraft zu schöpfen, ist die andere. Und ein weiter Weg. Mir ist das nicht leicht gefallen. Aber ich profitiere heute ungemein davon. Es mag kitschig klingen, aber ohne diese Begegnungen hätte ich nicht durchhalten können. Sie treiben mich jeden Tag wieder auf die Strecke. Ich bin ein Fan dieser Momente geworden. Sie geben Energie, sie machen das Laufen menschlich, und der wunderbare Nebeneffekt ist: Man ist nie allein.

More Power *Tipp 11*

Kommunikation und Laufen gehören zusammen. Reden Sie mit Menschen über Ihr „Freilaufen", über all das, was Sie in diesem Zusammenhang bewegt. Nicht nur, dass Sie jede Menge neuen Input bekommen, Sie motivieren auch andere mit Ihrer Geschichte. Manchmal muss man wieder lernen, zuzuhören. Manchmal sind es die leisen Töne, die viel wichtiger als laute Meinungen sind. Sie haben sich auf einen sehr sensiblen und privaten Weg begeben. Diesen zu teilen hat etwas mit Vertrauen zu tun. Vertrauen Sie anderen, wird Ihnen Vertrauen entgegengebracht. Es ist wichtig, auch und gerade in dieser Entwicklungsphase des „Freilaufens" nicht allein zu sein. Und wer weiß, welche Überraschungen durch Kommunikation auf Sie warten!

12.

Ein langer Winter – und der große Hunger nach mehr!

Mein Leben hatte sich in vielen Bereichen bereits entscheidend verändert. Schon die ersten Monate hatten mir mehr Freiheit gegeben, mehr Kraft, meine Gesundheit wurde von Tag zu Tag besser. Die ersten Ziele hatte ich erreicht, und genau diese genommenen Hürden gaben mir wieder neuen Antrieb. Ich merkte auch, dass ich von Monat zu Monat, bei gleichbleibendem Puls, immer schneller laufen konnte. Eine Erfahrung, die natürlich alle machen, die regelmäßig und ausgiebig trainieren. Was aber konnte ich mit dieser Tatsache anfangen? Wie konnte ich sie für mich nutzen? Ich bekam wie schon erwähnt eine kühne Idee. Wie wäre es, jedes Jahr im Frühjahr und dann wieder im Herbst jeweils einen Marathon zu laufen? Ich mochte den Gedanken, und zwar aus einem recht einfachen Grund. So würde ich ständig im Training bleiben. War der Marathon im Frühjahr absolviert, musste ich mich langsam auf den Lauf im Herbst vorbereiten. Das bedeutete jedoch auch, im Winter, egal bei welcher Witterung, einfach durchzulaufen. Mir gefiel das, und ich war fest entschlossen, es genau so zu versuchen. Als ich diesen Plan kommunizierte, stand mein Umfeld wahrlich Kopf. Meine Familie war in heller Aufregung, vor allem aber in großer Sorge um mich. Wer mich kennt, der weiß: Bei mir gibt es nur „ganz oder gar nicht". Und das war in der Vergangenheit nicht immer gut gewesen. Ich hatte einen gewissen Hang dazu, die Dinge zu übertreiben. Und ging, gerade was das Körperliche anging, oft bis an die Grenzen. Und manchmal auch darüber hinaus. Besonders meine Frau traute mir in diesem Punkt, bei dieser Entscheidung, einfach nicht. Und es half nichts, immer wieder zu beteuern, dass ich in meinen Körper schon hineinhören könne. Dass ich mich ja bisher auch langsam gesteigert hätte, und so weiter und so fort.

Sie werden, wenn Sie sich einmal auf den Weg gemacht und die ersten Ziele erreicht haben, ebenfalls feststellen, dass Sie ein wahrer Experte in Sachen Körper, Leistung und Grenzen werden. Und ein gut gemeinter Rat: Auch wenn Sie es besser wissen, auch wenn Sie schon viel geschafft haben, auch wenn Sie sich sicher fühlen, überprüfen Sie immer wieder, ob das alles wirklich stimmt. Verschaffen Sie sich Klarheit. Denn Klarheit ist, neben der täglichen Portion Laufen, immer eine gute Basis!

Ich bin mir sicher, dass ich meinen Plan einfach durchgezogen hätte, dass ich meine Ziele auch sicher erreicht hätte. Jedoch immer unter dem sorgenvollen Blick geliebter Menschen. Und immer mit dem Gefühl, dass sie vielleicht recht haben. Und das wäre kein „freies" Gefühl gewesen. Mein Umfeld wollte Klarheit, alle wollten wissen, ob meine Gesundheit auch wirklich stark genug sei, um so einen Plan durchzuziehen, und zwar ohne Risiko. Und eine solche Klarheit kann nur ein Arzt schaffen. Also machte ich mich auf die Suche. Und um ein klares Zeichen zu setzen, sollte es auch ein angesehener Arzt sein, damit ich die Diskussionen ein für alle Mal vom Leib hatte. Und ich kann Ihnen sagen: Es ist gar nicht so einfach, einen wirklich angesehenen und guten Sportmediziner zu finden. Und wenn man ein ganz normaler, zweitklassiger Kassenpatient ist, dann wird es noch schwieriger. Um es einmal deutlich zu sagen: Verabschieden Sie sich an dieser Stelle von dem, was Ihnen an Fairnessglauben vielleicht noch geblieben ist. Ein Rundumcheck inklusive Belastungs-EKG, Herzecho und großem Blutbild wird nicht von der Krankenkasse bezahlt. Sie wollen also Ihr Leben ändern, wollen abnehmen, geben das Rauchen auf, machen Sport, sparen so den Kassen auf lange Sicht Geld, und glauben, dass das – ähnlich wie die regelmäßigen Besuche beim Zahnarzt – belohnt wird? So ist es leider nicht. Die 300 bis 400 Euro werden Sie selbst tragen müssen. An dieser Stelle merkt man einmal mehr, dass Deutschland einfach noch nicht so weit ist.

Auf der anderen Seite investieren Sie in Ihre Gesundheit, in den Faktor Sicherheit! Und Sie werden mir recht geben: Gesundheit und Sicherheit lassen sich kaum in Geld aufwiegen! Daher mein Appell: Suchen Sie sich einen Sportmediziner, der diese Form der Untersuchung anbietet.

Ich fand diesen Arzt schließlich in Dr. Paul Klein. Der Mannschaftsarzt des 1. FC Köln ist ein Kölner Urgestein und seit einigen Jahren der Doc meines Lieblingsvereins. So wie ich kennt er Auf- und Abstiege. Er im Fußball, ich im Leben. Das verbindet irgendwie. Bei unserem Zusammentreffen war ich über seine Klarheit überrascht. Er hörte sich meine Geschichte kurz an, analysierte das bisher Geleistete, um mich dann auf den Kopf zu stellen. Sachlich, ohne viel Schnickschnack, geradeheraus, schonungslos. „Leichte Verkrümmung der Wirbelsäule, leichte Fehlstellung der Füße, die Sehnen am Fuß sind leicht gereizt, sonst alles super", sagte er zu seiner Assistentin. „Ich verpasse Ihnen jetzt zunächst ein Paar Sporteinlagen für die Laufschuhe, um Ihre Plattfüße zu stabilisieren. Dann wird auch die Sehne nicht mehr so leicht ziehen. Und im nächsten Schritt machen wir Herzecho, Belastungstest und alles andere. Wenn da nichts Ungewöhnliches zu erkennen ist, können Sie das so machen. Dann ist zweimal Marathon im Jahr drin."

Eine Stunde später befand ich mich auf dem Fahrrad. Angeschlossen an gefühlt 30 Kabel. Überall piepste es, mal schneller, mal langsamer. Auch hier ging ich bis an die Grenze des Machbaren. Wurde ich gefragt, ob es noch geht, ob noch mehr gehen würde, bejahte ich. Bis eben wirklich nichts mehr ging. Ich vermute, ich hatte einen der höchsten Schwierigkeitsgrade dieses EKG-Fahrrads geknackt. Danach ging es unter die Dusche, um mich dann einem Moment zu stellen, vor dem ich wirklich Angst hatte. Mein Großvater war an Herzversagen gestorben, er war wie ich Raucher gewesen. Und ich hatte wirklich fast Kette geraucht. Die Wahrscheinlichkeit, dass es zumindest Gefäßablagerungen geben würde, war recht hoch. So legte ich mich mit etwas weichen Knien auf die Seite. Und schaute Sekunden später per Ultraschall meinem eigenen Herzen zu. „Super, nichts. Jetzt schauen wir noch mal hier. Sieht gut aus. Und ... hier ... hmm, nein, nichts. Gut.", sagte Dr. Kleins Kollege. Es war wirklich alles in Ordnung? Ich hatte über 20 Jahre lang Gift in meinen Körper gepumpt, hatte viel geraucht, oft das Gefühl gehabt, dass ich damit besonders meinem Herzen schadete – und doch weitergequalmt. Und hier und heute bekam ich es schriftlich, dass mein Herz gesund war? Ich war nicht nur erleichtert. Innerlich jubelte ich. Ich hätte gleichzeitig hemmungslos weinen können, so glücklich war ich.

Auch die Blutwerte stimmten mit meinem sonst sehr guten Zustand überein. Man bescheinigte mir tatsächlich Topwerte! Mein Körper hatte sich in wenigen Monaten komplett verändert – und tat es noch So hatte ich am Anfang einen Körperfettanteil von 28 Prozent gehabt; nun lag ich bei 8 Prozent! Man klärte mich auf, dass die Klitschkos einen Fitnesswert von 96 hatten, meiner lag bei 92. Mein Herz war in Ordnung, die leichte Sportschuheinlage sorgte dafür, dass sich meine leicht gereizten Sehnen sehr schnell wieder erholten.

Es ist einfach unglaublich, was der Körper alles schaffen kann. Wie schnell er genesen kann, wenn man nur will. Es gehört wirklich nicht viel dazu. Trotzdem nochmals die Bitte, der Appell: Auch, wenn Sie glauben, völlig gesund zu sein, verschaffen Sie sich Klarheit. Für alle Beteiligten und vor allem für Sie selbst bringt das Sicherheit und Ruhe. Und allein das gibt schon wieder ein bisschen mehr Freiheit!

Ich hatte durch diese Untersuchung wieder viel mehr Kraft bekommen. Ich wusste nun, mir konnte rein körperlich nicht viel passieren. Und so fiel es mir wesentlich leichter, wieder neue Ziele zu definieren. Wenn ich meinen Plan, im Frühjahr und im Herbst je einen Marathon zu laufen, nun umsetzen wollte, stand mir ein langer Winter bevor. Denn bereits im April würde der Hamburg-Marathon stattfinden, zu dem ich mich – ohne dass es jemand wusste – schon vor der Untersuchung angemeldet hatte. Und ich hatte einen klaren Vorsatz: Ich wollte in Hamburg in weniger als vier Stunden ins Ziel kommen. Über eine halbe Stunde schneller als in Köln. Ich war mir nicht sicher, ob dieses Ziel realistisch war. Aber meine Trainingszeiten deuteten darauf hin, dass es machbar sein sollte. Mir war jedoch auch klar, dass ich dieses Ziel erreichen wollte, ohne wirklich komplett an die Grenze zu gehen. Bisher hatte sich immer alles ergeben, war eine logische, eine homogene Entwicklung gewesen. Training ja, Quälerei nein. Das sollte auch weiterhin mein Motto bleiben. Und ich fragte mich an diesem Punkt wieder: Ist es möglich, den zweiten Marathon über 30 Minuten schneller als den ersten zu laufen? Ohne Qualen, ohne Experten, ohne Trainer, ohne Plan, nur mit dem eigenen inneren Konzept? Und das nach nur einem Jahr? Viele würden sicher sagen: Ja, das geht – aber nur mit einem Profi plus einem Ernährungsberater an der Seite. So wie bisher auch wollte und musste ich diesen Weg jedoch allein gehen. Und so musste ich vor allem erst einmal unbeschadet durch den Winter laufen.

Dieser Winter sollte kalt, nass und sehr hart werden. Das deutete sich bereits an. Mein größtes Problem war die Kälte. Durch meinen geringen Körperfettanteil wurde mir seit einiger Zeit immer sehr schnell kalt. Und es schien kaum genug Kleidung zu geben, die mich wenigstens ein bisschen wärmte. Ich versuchte alle Kombinationen der Welt, das dürfen Sie glauben. Und hier wurde mir wieder bewusst: Sie können so gut wie alles erreichen, Sie können vom Dicken zum Supersportler werden – aber es funktioniert nur mit der richtigen Ausrüstung. Ich möchte an dieser Stelle mit einem Vorurteil aufräumen: Beim wirklichen Laufen ist es nicht damit getan, irgendwelche Schuhe, eine Hose und ein Shirt zu haben. Natürlich ist es besser, erst einmal damit loszulaufen, als sich weiterhin nicht zu bewegen und im alten Trott zu bleiben. Aber der Körper braucht gutes Material, das hat er sich auch verdient. Ich selbst halte nichts von der Sportausrüstung billiger Discountanbieter. Es gibt Läufer, die darauf schwören, die fest daran glauben, dass diese Kleidung ebenso gut wie die teurer Marken ist. Ich habe fast alles durchprobiert. Und glaube, dass es enorme Unterschiede gibt. Was sicher stimmt, ist die Tatsache, dass große Sportbekleidungshersteller nicht immer besser sein müssen als Discountkleidung. Große Marken versprechen zwar immer Qualität, aber nur wenige können dieses Versprechen auch halten. Was Laufkleidung auf jeden Fall sein muss: Atmungsaktiv, stabil, wärmend, sie muss Ihnen ein gutes Körpergefühl geben, sie muss nützlich und praktisch sein, und – wenn man täglich läuft – haltbar muss sie sein. Ich habe meine Marke mittlerweile gefunden. Und mit den richtigen Klamotten war auch der harte Winter zu schaffen. Und der stellte meinen inneren Schweinehund mächtig auf die Probe!

Nicht der Schneeregen, nicht diese Art der Kälte, die einem bis in die Knochen zieht, nicht diese Mischung aus Schnee und Schlamm, die wie Beton an den Laufschuhen haftet, waren die größten Hürden, die ich zu nehmen hatte. Diese Faktoren waren unangenehm und ich gebe zu, dass meine Motivation stark in Mitleidenschaft gezogen wurde. Hätte ich mir nicht das Ziel „Hamburg, unter vier Stunden" gesetzt, so wäre es schwer geworden, allein damit klarzukommen. Schneeregen und Schlamm sind nicht unbedingt die besten Motoren, um gut durch den Laufwinter zu kommen. Man ist pro Tag eineinhalb bis zwei Stunden mehr oder weniger durchnässt, zumindest die Füße sind es, denn es gibt leider noch keine Schuhe, die derart wasserdicht sind. Die Belohnung für solche Tage ist die warme Dusche zu Hause – und das wunderbare Gefühl, es wieder einmal geschafft zu haben! Den Schweinehund besiegt zu haben wird plötzlich zu einem Gewinnergefühl, das einem für den ganzen Tag enorme Kraft gibt. Wenn gerade an solchen Tagen die Hürde unglaublich hoch schien, so ist das Jubelgefühl danach ebenso groß. Wer es einmal geschafft hat, der will es immer wieder wissen.

Eis und Schnee waren erst einmal meine größten Feinde. Wochenlang – und für Köln gar nicht typisch – lief ich auf vereistem Boden, überzogen mit einer recht hohen Schneedecke. Eigentlich sind das Bedingungen, unter denen selbst erfahrene Läufer eine Pause machen, da die Verletzungsgefahr zu hoch scheint. Und da ist sicher ist auch etwas dran. Ich lief trotzdem weiter. Und langsam formte sich ein Gedanke in meinem Kopf: Wenn ich langsam und vorsichtig lief, wenn ich Unebenheiten langsam ausglich, würde das nicht neue und andere Muskelgruppen ansprechen? Würde das nicht letztendlich mehr Halt beim Laufen geben? Würde ich, wenn ich so unverletzt durch den Winter kam, nicht hinterher noch besser und gestärkter sein können? Ich versuchte es. Und meine Theorie wurde bestätigt. In den ersten Tagen erlebte ich – was keine Überraschung war – einen Eiertanz auf vereister Grundlage. Jedoch nur, um von Tag zu Tag besser und sicherer zu werden. Meine Zeiten waren unterirdisch, doch ich war mir sicher, dass meinem Ziel in Hamburg nichts entgegenstehen würde. Mit der richtigen Kleidung, mit guten neuen Schuhen, mit einem eisernen Willen, mit Sorgfalt und ständigem Hineinhören in den eigenen Körper überstand ich diese Tage und Wochen. Und jeder Tag war eine Herausforderung. Bei dem kalten Wetter holte mich allerdings meine Zeit als Raucher wieder ein. Meine Lunge hatte sich einfach noch nicht wieder erholt. Die letzten Reste an Gift wollten meinen Körper verlassen. Ich hatte streckenweise heftige Hustenattacken. Und genau diese Momente waren enorm wichtig. Ich ärgerte mich wieder über mich selbst, fragte mich, warum ich mir so viele Jahre das Leben so schwer gemacht hatte. Der Winter war sowieso hart genug, warum kamen jetzt noch die Reste meiner Raucherhistorie zum Vorschein? Wenn Sie so lange geraucht haben wie ich, wird Ihnen jede Zigarette noch einmal begegnen. Das ist die schlechte Nachricht. Die gute ist: Ein drittes Mal ganz sicher nicht. Denn dann sind Sie bereits längst über den Berg. In diesem Winter wurde mir klar, dass das Rauchen sicher nie mehr zu meinem Leben gehören würde. All die Sprüche, wie: „Einmal Raucher, immer Raucher" oder „Du bleibst immer Raucher, auch als Ex-Raucher" sind für mich rein negative Aussagen, die außerdem so nicht stimmen. Natürlich bleibt man nicht Raucher. Natürlich ist es möglich, Nichtraucher zu werden, natürlich ist es möglich, sich komplett aus der Welt der Raucher zu verabschieden. Spätestens dann, wenn Sie in einer der letzten Raucherkneipen sind und es Sie nicht einmal mehr stört, dass alles um Sie herum raucht, dann haben Sie es geschafft. Wenn Sie morgens Menschen sehen, die sich am Kiosk hektisch das erste Päckchen Zigaretten kaufen und Mitleid mit ihnen haben, dann sind Sie geheilt!

Als die Temperaturen nicht mehr ganz so frostig waren und der Boden meiner Laufstrecke trocknete, stellte ich mich selbst und meine Theorie auf die Probe. Ich wollte nun sehen, ob meine Gedanken stimmten, wollte mich selbst überprüfen. So begann ich mit schnelleren Läufen bei etwas höherem Puls. Und es geschah genau das, was ich gehofft hatte! Die Stabilität meines Körpers hatte sich enorm verbessert. Ich fühlte mich wesentlich sicherer auf den Beinen. Meine Figur hatte sich übrigens auch wieder verändert. Ich sah trockener und muskulöser aus. Im Winter können Sie alle Kalorienanzeigen der Pulsuhren vergessen. Diese Richtwerte stimmen zu dieser Jahreszeit nicht mehr, denn bei kalten Temperaturen verbrennt der Körper wesentlich mehr. So war auch die Veränderung meines Körpers zu erklären. Dazu kam, dass ich meine 20 Kilometer Strecke plötzlich gut und gerne 20 Minuten schneller laufen konnte, ganz ohne Anstrengung. So rechnete ich knallhart. Und kam zu dem Ergebnis, dass der Marathon in Hamburg in weniger als vier Stunden drin sein sollte. Ein unglaubliches Gefühl! Einfach nur der Tatsache geschuldet, dass ich durchgelaufen war. Ich hatte keine Steigerungsläufe gemacht, ich hatte nicht auf Schnelligkeit trainiert, war nicht nach Tabellen gelaufen. So wie bisher nahm die natürliche Entwicklung einfach ihren Lauf.

Als „Zwischentest" baute ich eine kleine Überraschung für meinen Körper ein. Es begann wieder einmal mit einem Anruf von Klaas! Immer dann, wenn ich es nicht ahnte, hatte Klaas eine gute Idee. Wie schon beim Halbmarathon in Mainz stellte er mich unbewusst auf die Probe. „Mikey, wie wäre es, wenn wir Silvester gemeinsam bei uns verbringen? Zufällig ist hier am 31.12. auch noch ein Silvester-Halbmarathon. Lass uns den doch gemeinsam laufen, die Mädels können ja anfeuern und dann was kochen. Komm schon, das ist für dich doch sowieso nur eine Trainingseinheit!" Und während ich mich noch über die Einladung freute, merkte ich: Klaas hatte recht! Was vor einigen Monaten noch gar nicht infrage gekommen, woran überhaupt nicht zu denken gewesen wäre, war heute nur noch eine Trainingseinheit. Der Halbmarathon war einfach nur noch ein kurzer Testlauf geworden. Für mich war dieser Lauf jedoch wieder ein wenig mehr. Würde ich den Silvesterlauf in deutlich weniger als zwei Stunden laufen können, sollte ich mein Ziel in Hamburg gut erreichen können.

Es war ein kalter, trockener Tag. Und Klaas und ich waren gut drauf. Die Läuferinnen und Läufer sahen alle sehr erfahren aus. Wesentlich erfahrener als ich. Für viele war es sichtbar der Abschluss der Saison, der Schlusspunkt eines langen Läuferjahrs. Für mich der Beginn einer weiteren Entwicklung. Der nächste Schritt zu mehr Freiheit. Bereits beim Startschuss wurde mir klar, dass ich wesentlich mehr Power hatte. Das Tempo war von Beginn an hoch, und Klaas und ich schaukelten uns, wie beim ersten Halbmarathon, gegenseitig hoch. Dieses Mal war ich definitiv schlauer. Ich hörte genau auf meinen Körper, der das Tempo gut halten konnte. Ich schaltete in den Wettkampfmodus. Ich sprach kaum, achtete auf meine Atmung, auf die Strecke, auf die Kilometer. Pünktlich nach 15 Kilometern aß ich etwas Banane, die mir von Helfern an der Strecke gereicht wurde. Und bekam so einen neuen Schub Kraft. Für mich braucht es keine Powergels, keine Cola, keine Powerriegel. Meiner Meinung nach kann man sich all das getrost sparen. Wasser und Bananen sind völlig in Ordnung. Ich finde es toll, nur mit „natürlichen" Helfern ins Ziel zu kommen. Immer dann, wenn ich Gels oder Zucker in flüssiger Form zu mir nahm, ging es mir danach nicht wirklich gut. Und auch an dieser Stelle möchte ich ein Gerücht aus dem Weg räumen: Jeder, wirklich jeder ist in der Lage, unterwegs ein Stück Banane zu essen. Es sind allein die Argumente der Industrie, die Millionenumsätze mit Gels und anderen Helfern macht, die dem entgegenwirken. Es scheint so einfach zu sein, sich eine Paste zu verabreichen. Was Sie Ihrem Körper aber in diesem Fall wirklich geben, ist eine geballte Ladung Chemie. Zu einem Zeitpunkt, wo der Körper nahezu ungefiltert alles aufnimmt. Ich bin mir nicht sicher, ob das der richtige Weg sein kann. Ich habe mich bewusst für den „natürlichen" Weg entschieden. Und der ist auch noch deutlich kostengünstiger!

Gegen Ende unseres „kleinen Silvesterlaufs" setzte ich plötzlich noch unglaubliche Kraftreserven frei. Ich war bis dahin nicht bis an die Grenze gegangen, so konnte ich auf den letzten drei Kilometern noch einmal ordentlich Gas geben. Und kam mit einer neuen Rekordzeit von einer Stunde und 48 Minuten ins Ziel. Innerlich schoss Freude in mir hoch, gleichzeitig war ich vollkommen ruhig. Ich hatte – gleichsam aus einem Instinkt heraus – mit einem inneren Trainingsplan, allein mit dem feinen Austarieren des eigenen Körpers, alles richtig gemacht. Und es war möglich. Hamburg war möglich. Das Erreichen des Ziels war möglich. Es wurde ein wunderbares Silvesterfest unter Freunden. Ein perfekter Start in ein weiteres Jahr voller neuer Laufabenteuer.

Und auch hier sei gesagt: Es ist wichtig, das Erlebte zu teilen. Die Kommunikation war und ist zentral für meine Entwicklung. Mir ist es wichtig, über das Laufen zu sprechen. Man setzt sich so weiter damit auseinander, tauscht sich aus, teilt Erfahrungen, Leid und Probleme. Und jedes Gespräch zum Thema Laufen habe ich als einen großen Gewinn erfahren. Und wenn man sich mit Freunden über diesen Sport austauschen kann, hat das sicher noch mal eine ganz andere Qualität. Kommunikation und Laufen gehören eng zusammen. So fühlt man sich nie allein. Auch wenn man sich zunächst allein auf den Weg machen muss.

More Power *Tipp 12*

Lernen Sie, auf Ihren Körper zu hören. Ihr Körper sendet Ihnen immer wieder Signale. Leider haben wir verlernt, die leisen Töne zu hören, und reagieren oft erst, wenn es zu spät ist. Erst wenn der Körper die Alarmglocken schlägt, sind wir bereit, etwas zu verändern. Weil wir müssen. Nicht weil wir wollen. Und genau hier setzt dieses Buch an! Bereits vor großen Einschnitten sendet der Körper Signale. Manchmal einfach nur, indem er plötzlich den Puls auf einer Strecke erhöht, die Sie in der Regel mit niedrigerem Puls bei gleicher Geschwindigkeit laufen können. Oder aber er sendet leichte Schmerzen in der Herzgegend aus. Was eventuell ein Vorbote einer Erkältung sein könnte. Hören Sie gut zu. Auch das gibt jede Menge Freiheit.

13.

Es geht auch schneller – der Hamburg-Marathon wird zur Mutprobe

Ich bin jemand, der dieses „höher, schneller, weiter" nicht mag. Für mich waren schon immer Ziele, Abenteuer, Ereignisse wichtig. Nicht die Geschwindigkeit und das Streben nach mehr. Auch beim Hamburg-Marathon ging es mir im Grunde nicht wirklich um die Zeit. Natürlich wäre ich gerne eine halbe Stunde schneller gelaufen. Jedoch nur, um zu erfahren, ob mein Plan aufgehen würde. Ob meine Theorie stimmte.

Dr. Klein hat es bestätigt, mehrfach. So wie einige wahre Experten, die es sind, ohne es von sich zu behaupten. Der wahre und perfekte Trainingsplan wird nur durch uns selbst geschrieben. Das kann eine ernüchternde Erkenntnis sein, vielleicht auch für den einen oder anderen, der sich dieses Buch gekauft hat. In der Erwartung, hier nun das Geheimrezept zu finden, das den gewünschten Erfolg bringt. Jemand, der Ihnen sagt, welche Wurzel Sie kauen müssen, um das Rauchen einzustellen. Welche Ernährung Sie wählen müssen, um erfolgreich abzunehmen. Und wie der Trainingsplan für einen Marathon aussieht. Ich kann verstehen, dass viele danach suchen. Und ich kann sogar verstehen, dass es auch viele gibt, die glauben, so etwas anbieten zu können. In Wahrheit halte ich das alles aber für Blödsinn. Auch in diesem Buch habe ich Ihnen jede Menge Tipps zur Ernährung gegeben, Ihnen beschrieben, wie Sie es schaffen können, das Rauchen ein für alle Mal aufzugeben. Ich habe auch viel darüber berichtet, wie man es schafft, zunächst regelmäßig zu laufen, wie man sich langsam steigern kann, wie man sich verbessert, um dann vielleicht einen Halbmarathon, dann einen Marathon laufen zu können. Auch in diesem und in den nächsten Kapiteln werde davon erzählen. Werde Ihnen berichten, wie auch Sie es schaffen können. Aber noch mal: Es gibt einfach kein

Patentrezept. Gäbe es das, so wäre wenigstens ein Mensch auf der Welt ein gemachter Mann!

Bislang klar ist aber Folgendes für mich: Läuft man erst einmal los, läuft jeden Tag mindestens eine Stunde, besser 90 Minuten, so ist das der erste wichtige Schritt. Schafft man es, am Abend keine Kohlenhydrate mehr zu sich zu nehmen, verzichtet man weitgehend auf Alkohol und Industriezucker, ernährt man sich vorwiegend vollwertig, isst keine „tote Nahrung" wie Weißbrot, Pizza oder Süßigkeiten, so ist man schon auf einem guten Weg. Dann ist der Schritt zum Nichtraucher, so man Raucher ist, auch nicht weit. Denn Sie werden immer weniger Lust auf das Rauchen haben. Sie werden zu sehr mit dem Laufen beschäftigt sein, Sie müssen Zeit investieren, um sich mit der Ernährung zu befassen. Sie werden hungrig werden. Hungrig nach Gesundheit, hungrig nach mehr frischer Luft, hungrig nach Veränderung. Wenn Sie drei bis vier Wochen durchgehalten haben, verringert sich Ihre Rauchlust um 70 Prozent! Nach drei Monaten sind es schon 90 Prozent. Und nach einem Jahr ist die Gier nach der Zigarette so gut wie nicht mehr da.

Sie müssen nur eines wirklich tun: Sie müssen weiterlaufen. Täglich, wenn möglich ohne Ausnahmen. Und eine Ausnahme muss einen Grund haben. Keine Lust ist kein Grund. Einen Tag Pause vor einem Wettkampf, eventuell auch einen Tag danach, das mag ein Grund sein. Auch Krankheit ist sicher ein Grund. Aber auch das ist meiner Meinung nach nur für kurze Zeit ein Grund. Und spätestens hier werden sicher einige von Ihnen die Stirn runzeln. Bei Krankheit laufen? Ist das nicht gefährlich? Im Grunde haben Sie recht! Ja, man sollte dem Körper Ruhepausen gönnen, sollte Krankheiten wie eine Erkältung mit Fieber respektieren. Aber auch das ist reine Empfindungssache. Ich will Ihnen gerne erklären, warum:

Immer wenn die berühmten Grippewellen über Deutschland zogen, Virusinfektionen überall die Menschen lahmlegten, war ich vor meinem Laufabenteuer häufiges Opfer dieser Krankheitswellen. Seit ich laufe, bin ich wesentlich weniger anfällig. Auch das ist nicht neu. Das berichten viele, die an der frischen Luft Sport machen. Was für mich jedoch völlig neu war: War eine Grippe im Anflug und ich ging dennoch laufen, im langsamen Tempo, so konnte ich diesen Tag nach dem Sport komplett abhaken. Schon während des Grippelaufs schwitzte ich ungefähr doppelt so stark wie normal. Ich hatte fast den Eindruck, dass ich die Erreger herausschwitzen würde. Danach schleppte ich mich meist mit letzter Kraft unter die Dusche und von dort aus direkt ins Bett. Am nächsten Tag, und das mag man kaum für möglich halten, war die Grippe annähernd verschwunden. Früher hätte mich eine Herbstgrippe eine ganze Woche gekostet. Mit dieser Methode einen Tag, wenn ich sie überhaupt bekomme. Und so geht es im Grunde mit allen Dingen rund ums Laufen. Ich habe vieles ausprobiert und alles auf meine Bedürfnisse, meinen Körper, abgestimmt. So ging ich auch nach dem Silvesterlauf mit Klaas direkt am nächsten Tag wieder ans Werk. Ich wollte mein Training nicht wegen Silvester, Neujahr oder irgendeinem anderen Tag unterbrechen. Mir war klar, dass ich bis zum Hamburg-Marathon im April noch etwas schneller werden musste, ungefähr ein bis zwei Läufe über 30 Kilometer hinter mich zu bringen hatte. Es gab also noch viel zu tun. So erhöhte ich mein tägliches Laufpensum von 13 auf 17 Kilometer. Und das ist übrigens bis heute so geblieben. An normalen Tagen lasse ich mir für diese Strecke 90 Minuten Zeit. Wofür ich ein Jahr zuvor noch über zwei Stunden im Wettkampfmodus gebraucht hatte, ging nun also locker im Trainingsmodus über eine halbe Stunde schneller von der Hand. Zu diesen und anderen Leistungen ist der Körper fähig. Und alles ohne große Anstrengungen. Es trotzdem nicht so, dass alles locker und von selbst passiert. Aber um das alles schaffen zu können, was auch wirklich jeder kann, darf man sicher eines nicht tun: An die Grenzen gehen. Wenigstens nicht täglich!

Es gibt meiner Meinung nach eine direkte Verbindung zwischen dem Laufen und dem erfolgreichen Leben. Und vielleicht ist das auch der Grund, warum so viele Topmanager und Leistungsmenschen das Laufen zu ihrem Sport gemacht haben. Natürlich hat es auch damit zu tun, dass man überall laufen kann. Dass man seine „Sportgeräte" fürs Laufen immer und überallhin mitnehmen kann. Und wenn man wie diese Menschen wenig Zeit hat und viel reist, ist das Laufen natürlich allein deswegen schon der perfekte Sport.

Wer es mit dem Laufen wirklich ernst meint, wird feststellen: Es gibt kaum einen anderen Sport, für den man so sehr seinen eigenen Weg finden muss. Das beginnt schon bei der Wahl der Laufstrecke. Man entwickelt sich langsam weiter, strebt immer mehr nach Erfolgen, mögen sie noch so klein sein. Man freut sich über kleine Verbesserungen und weiß sie zu schätzen. Und beginnt, einen gewissen Hunger zu entwickeln. Die Lust auf Entwicklung und Veränderung setzt ein. Man verbessert zusehends sein Aussehen, wirkt frischer, wird leistungsfähiger. Jeder hat jedoch seinen eigenen Weg, den er gehen muss. Wie beim Erfolg gibt es kein Patentrezept. Erfolg muss man sich hart erarbeiten. Erfolg gibt es nur mit Einsatz, Kompromisslosigkeit, Willenskraft. Hier entscheidet nicht mehr der Zufall. Erfolg wird rein durch Aktivität gemessen. Wer Erfolg hat, hat sich einen Plan zurechtgelegt. Einen Plan, der für einen selbst funktioniert. Was aber nicht heißt, dass dieser Plan auch für alle anderen aufgeht. Es gibt gewisse Bausteine, auf die Erfolg aufgebaut ist. Säulen, die das Grundgerüst bilden. Den Rest muss jeder für sich selbst hochziehen. Und das ist auch gut so. Und ebenso verhält es sich mit dem Laufen. Mit dem gesunden Abnehmen, mit dem Aufgeben des Rauchens und so vielem mehr. Und es lohnt sich, sich

a) die Basis anzueignen, dafür lesen Sie unter anderem dieses Buch;
b) zu starten;
c) eigene Ziele und eigene Erfolgsrezepte zu entwickeln.

Und ich bin mir sicher: Wer das beherzigt, wer das umsetzen kann, wer sich endlich auf den Weg macht, der kann auch im Leben mehr Erfolg haben. Denn noch einmal: Auf die richtige Art zu laufen verleiht nicht nur Flügel. Es verschafft Ihnen Freiheit, Sie werden unabhängiger werden. Und genau darum geht es mir. Frei zu werden von Störfaktoren, die nicht glücklich machen. Und man kann mir nicht erzählen, dass Raucher oder stark übergewichtige Menschen im Kern ihrer Seele glücklich sind. Daran glaube ich nicht. Weil ich selbst nicht glücklich war.

Im Frühjahr schraubte ich mein Trainingspensum weiter nach oben. Das erste Mal hatte ich das Gefühl, ein paar Tempoläufe machen zu müssen. Also lief ich die Woche über „gemütlich" meine 17, 18 Kilometer pro Tag. Am Wochenende baute ich einen 20-Kilometer-Sprintlauf ein. Nach der Devise: Gib alles! Im Frühling und im Herbst kann ich solche Belastungen gut ertragen. Ich brauche dafür kühlere Temperaturen – alles über 15 Grad ist dann zu warm für mich. Und nun merkte ich deutlich, wie gut es mir getan hatte, dass ich den Winter durchgelaufen war. Ich war deutlich schneller geworden und lief die 20 Kilometer in etwa einer Stunde und 40 Minuten. Das war ein gutes Zeichen für den Hamburg-Marathon. Die Möglichkeit, meine Wunschzeit zu erreichen, wurde immer realistischer. Auch die beiden Läufe über 34 Kilometer waren besser geworden. Wobei nicht von der Hand zu weisen ist, dass diese langen Distanzen für mich nicht immer das Beste sind. Ich mache sie, weil sie notwendig sind. Um gut vorbereitet zu sein, kommt man um diese Art Lauf nicht wirklich herum. Spaß machen sie mir nicht. Dazu kommen bereits ab Kilometer 30 leichte Schmerzen, wie sie auch bei einem Marathon normal sind. Ein Marathon ist auf jeden Fall eine schmerzhafte Angelegenheit. Selbst erfahrene Läufer würden nichts anderes behaupten. Es ist eine extreme Belastung für den Körper. Alles andere wäre gelogen. Und daher glaube ich, dass man gar nicht gut genug vorbereitet sein kann. All denen, die glauben, nur weil sie zehn Kilometer gut schaffen, auch locker einen Marathon leisten zu können, sei gesagt: Ich sehe immer wieder am Streckenrand Menschen, die zusammenbrechen, die sich an Bäumen übergeben oder gar mit dem Rettungswagen abtransportiert werden müssen. Das sind meist genau die Spezialisten, die glauben, dass ein Marathon zum guten Ton gehört. Dass ein Mann wenigstens einmal im Leben 42 Kilometer gelaufen sein muss. Vor zehn Jahren war man noch ein Held, wenn man diese Distanz schaffte, heute ist das schon fast eine Selbstverständlichkeit. Hier sollten wir unsere Haltung grundsätzlich überdenken.

Das Laufen eines Marathons kann und darf kein Standard werden. Nicht jeder, der Fußball spielt, spielt in der ersten Bundesliga. Auch mir ging es zunächst nicht darum, einen Marathon zu laufen. Ich wollte die Dinge auf mich zukommen lassen. Dass es sich nun so entwickelt hat, ist sicher auch das Resultat von intensivem Training. Aber auch ein wenig Schicksal. Denn noch vor einiger Zeit wusste ich nicht, ob ich zu so einer Leistung überhaupt fähig sein würde.

Meine Vorbereitung für Hamburg wurde durch den Verlust weiterer Pfunde abgerundet. Vom ersten Marathon im Herbst bis zum folgenden April verlor ich weitere zehn Kilo, was einfach nur daran lag, dass ich meine Ernährung beibehielt und weiter mit etwas Disziplin auf sie achtete. Das Training tat sein Übriges dazu. Und mit weniger Gewicht lief es sich natürlich auch ein wenig besser und schneller.

Ich liebe Hamburg, und einen Tag vor dem Start reiste ich mit meiner Frau und Spagna und Dante an. Wir buchten uns in unserem Lieblingshotel ein. Das half mir übrigens sehr! Sowohl die Anwesenheit meiner Frau und der Hunde als auch die gemütliche Atmosphäre. Denn auch die mentale Vorbereitung auf dieses Abenteuer spielte für mich eine enorm große Rolle. Um mein Ziel zu erreichen, brauchte ich Ruhe, ein gutes Gefühl und absolute Konzentration. Ich kenne fast jeden Winkel der Stadt und ich freute mich, Hamburg durch den Marathon noch einmal neu kennenzulernen. Meiner Meinung nach kann man Höchstleistungen nicht überall erzielen. Dazu müssen mehrere Faktoren stimmen. Die Auswahl der richtigen Stadt, der richtigen Strecke, spielt dabei die tragende Rolle. Mainz hatte mir gezeigt, wie wichtig das war. Denn die Strecke in Mainz war derart demotivierend für mich gewesen, dass ich psychisch beinahe abgeschaltet hätte. Und dort werde ich nie eine Höchstleistung erzielen können. Genau aus diesem Grund.

Das Wetter stimmte, die Menschen stimmten, meine Stimmung stimmte, meine Vorbereitung war perfekt, jedenfalls in meinen Augen perfekt. Ausgeruht und voller Vorfreude schnappten meine Frau und ich uns eine der letzten Taxen, um zum Startpunkt zu gelangen. Alles war bereits abgesperrt, die Stadt war menschenleer. Ruhig lag sie da und wartete darauf, von mir erobert zu werden. Vom Start an hatte ich dieses wunderbare Gefühl. Das Gefühl, alles richtig gemacht zu haben. Bis zu diesem Zeitpunkt hatte ich unglaublich viel erreicht. Ich lief den Marathon wieder ganz für mich allein. Ich genoss die Stadt, ich genoss jeden Meter – nicht vergleichbar mit dem ersten Marathon in Köln ein halbes Jahr zuvor. Doch auf den letzten Kilometern, etwa ab Kilometer 38, setzte eine Art Tunnelblick ein. In Eppendorf bekam ich kaum noch etwas von der jubelnden Menge mit. Ich schaute immer wieder auf die Uhr. Ich lag ganz gut in der Zeit. Für mich ist übrigens nicht die Zeit der Anhaltspunkt, sondern nur der Puls. Ich weiß genau, dass ich mein Ziel in gewünschter Zeit erreichen kann, wenn ich eine gewisse Pulsfrequenz halte. So sollte es auch dieses Mal sein. Es ging ein letztes Mal die Alster entlang, eine Strecke, die sich etwas zieht. Und direkt an der amerikanischen Botschaft kamen die Schmerzen, und der Kampf, den ich befürchtet hatte, begann. Die letzten Meter hoch zum Ziel an der Messe wurden zu einer enormen Belastungsprobe. Kaum noch Menschen am Rand der Strecke. Sie hatten sich alle am Ziel positioniert. Verständlich, aber wenig hilfreich. Wo waren die Leute, wenn man sie brauchte? Nicht am Ziel braucht man sie. Auf den letzten Metern. Die Uhr tickte gnadenlos. Und nun wurde mir klar, dass es knapp werden würde. Ich weiß nicht recht wie, aber ich sammelte meine letzten Kräfte. Alles, was ich noch an Kraft in den Beinen hatte, kam nun zum Einsatz. Und der unbedingte Wille, das Ziel zu erreichen. Die letzten Meter erlebte ich wie in Trance. Die Uhr stoppte bei drei Stunden und 56 Minuten. Geschafft! Wahnsinn! Ich brüllte nur noch ein lautes „Yes, yes, yes!" heraus, um nach dem Zielteppich direkt in den Versorgungsbereich einzubiegen. Um alles zu essen, was an Nahrung griffbereit stand. Ich war an die Grenze gegangen, vielleicht sogar etwas darüber hinaus. Aber ich war mir nun sicher: Es ist möglich! Es war möglich. Und es sollte noch so vieles möglich sein. Der Marathon in weniger als vier Stunden war möglich, ohne Experten, ohne Listen, ohne Pläne.

Zu diesem Zeitpunkt konnte ich mir allerdings nicht vorstellen, überhaupt in den nächsten Tagen laufen zu können. Zu sehr schmerzte mein Körper. Mein Energielevel war auf null gesunken. Doch Erholung ist relativ. Und auch hier habe ich eine eigene Theorie entwickelt. Und sie von Dr. Klein bestätigen lassen. Nach einem Marathon, sagen die Laufexperten, muss eine Ruhephase folgen, damit sich der Körper regenerieren kann. Und das scheint auch logisch zu sein. Ich für meinen Teil sehe die Sache anders. Ähnlich wie Fußballspieler sich nach dem Match auslaufen, lege ich meist einen Tag nach dem Marathon mit sogenannten Erholungsläufen los. Langsam, mit wenig Puls, aber die gewohnte Distanz. Einen Tag nach dem Hamburg-Marathon fuhren wir weiter nach Fehmarn. Dort haben wir eine Ferienwohnung der ganz anderen Art gefunden. Das „Fehmarn Inn", betrieben von Karin und Frank – beide in meinem Alter, beide mit viel Herz und

Verstand – ist Urlaub unter Freunden, und es fühlt sich für mich jedes Mal wie mein „Zuhause" an. Das Haus liegt nur wenige Meter vom Strand entfernt, an dem man übrigens wunderbar laufen kann. Für mich ist dieses „Zuhause" ein perfekter Ort der Ruhe, des Friedens, der Entspannung. Hier kann ich gute Gespräche führen, womit wir wieder beim Thema Kommunikation und Laufen wären. Hier kann ich die Seele baumeln lassen. Hier muss man auch nicht reden, wenn man nicht will. Die Natur, das Meer, der Strand, die Menschen – all das erdet. Und gerade nach solch einer Belastung macht so ein Urlaub mehr als Sinn. Karin und Frank haben das Anwesen, ein altes Gehöft aus der Jahrhundertwende, liebevoll renoviert. Das Laufen spielt für mich auf Fehmarn immer eine Rolle. Ich erinnere mich noch gut, dass ich ganz am Anfang meines „neuen Lebens" mit Frank dort ab und an meine zehn Kilometer lief.

Kaum angekommen, rief mich mein alter Freund Karsten an, der mich überhaupt auf Fehmarn aufmerksam gemacht hatte. Auch er war zufällig auf der Insel. Wir sind echte Freunde, müssen aber nicht andauernd aufeinander hängen. Auch wenn wir uns einige Zeit nicht sehen, wissen wir, dass die Freundschaft beständig ist. Es war für ihn, so wie für mich, eine Zeit der Veränderung. Für ihn sicher etwas anders gelagert, er gestaltete gerade sein Privat- wie auch sein Berufsleben um. Wir waren beide sehr mit uns selbst beschäftigt gewesen, das ganze Jahr hindurch. Nun trafen wir uns auf Fehmarn wieder. Am Strand. Zum Laufen. Natürlich. Um acht Uhr morgens. Und ich den Hamburg-Marathon noch in den Knochen. „Ich werde aber nach fünf Kilometern umdrehen, Mike, fünfzehn schaffe ich nicht. Schon gar nicht in deinem Tempo", sagte Karsten direkt zu Beginn. „Hey, ich mache einen lockeren Entspannungslauf, ich laufe also langsam. Und, würdest du gerne 15 Kilometer laufen können?", fragte ich. „Das schon, aber das kannste vergessen, Mikey", lachte Karsten. „Vertraust du mir? Du wirst die 15 schaffen, heute!", entgegnete ich. „Na gut, dann los!" Karsten schluckte etwas, aber der Deal war gemacht. Was soll ich sagen? Mittlerweile wusste ich, was ich tat. Und auch wie ich Karsten als jemanden, der nur ab und zu lief, dazu bringen konnte, diese Distanz zu meistern.

Gemeinsam liefen wir den Strand entlang. Genau, als meine GPS-Uhr 7,5 Kilometer anzeigte, drehten wir um. Einige Zeit später war das Ziel in Sicht. Worauf Karsten noch einmal zusätzlich Tempo machte. Er hatte noch so viel Kraft, dass er die letzten Meter im Sprint zurücklegte. Um dann jubelnd die Start-/Zielmarke zu erreichen. „Mike, danke! Lieben Dank! Ich hab das noch nie geschafft, das erste Mal 15 Kilometer in meinem Leben!" Ich habe selten echte Freude in den Augen eines Menschen gesehen. Aber das, was an diesem Tag, in diesem Moment passierte, das war echte Freude. Und allein dieser Moment sollte mir für lange Zeit Motivation geben. Solche Momente zeigen mir bis heute eines: Jeder kann es schaffen. Jeder kann Hürden überwinden, wenn er sich selbst vertraut.

More Power *Tipp 13*

Stellen Sie sich unbedingt immer einen eigenen Plan zusammen. Und: Laufen Sie durch! Wenn Sie es schaffen, wirklich jeden Tag zu laufen, steigern Sie sich automatisch. Aber: Sie müssen dranbleiben! Sie müssen unbedingt durchlaufen. Wenn Sie dann noch ein Stück besser werden wollen, testen Sie sich selbst aus. Und bauen Sie in Ihr Training Dinge ein, die Ihnen guttun: Einen Tempolauf, einen langen Lauf oder einen Sprint, so, wie Sie es gut schaffen. Auch Expertentipps dazu, wie man sich auf einen Marathon vorzubereiten hat, sagen erst einmal wenig aus. Wichtig ist natürlich, dass Sie sich gut vorbereiten. Wie, ist nur Ihnen überlassen. Ihrem Körper. Und Ihrer Verfassung!

Es geht auch schneller – der Hamburg-Marathon
wird zur Mutprobe

14.

Stillstand – der Körper ist angekommen!

Als ich im Januar 2012 startete, gab es einige Dinge, die für mich wirklich elementar waren. Es gab Dinge, auf die ich nicht verzichten wollte, und auch Dinge, die auf gar keinen Fall infrage kamen. Mir war unter anderem klar, dass ich nicht hungern wollte. Das kannte ich schon. Immer dann, wenn ich in der Vergangenheit eine Diät gemacht, die Ernährung umgestellt hatte, hatte sich bei mir irgendwann der Hunger eingeschlichen. Und genau das waren die Momente, in denen der Heißhunger und die Aufgabe vorprogrammiert wurden. Als logische Folge konnte nur noch der Jo-Jo-Effekt am Ende der Kette stehen. Und so war es auch immer gewesen. Eine Diät kam für mich überhaupt nicht mehr infrage. Und heute bin ich mehr denn je der Meinung, dass uns Diäten zu noch dickeren Menschen machen. Und Diäten schlicht eine Erfindung der Industrie sind. Ganze Verlage leben von Diäten, sämtliche Frauenzeitschriften wären längst eingestellt worden, gäbe es keine Diäten mehr. Und erstaunlicherweise sind es jedes Jahr dieselben Diäten. Im Grunde könnte man das Heft des Vorjahres wieder ausgraben und man wäre wieder auf dem Stand der Dinge. Aber viele kaufen tatsächlich immer wieder das neuste Magazin, um das Geheimnis der erfolgreichen Frühjahrsdiät zu erhaschen.

Ferner war für mich wichtig, nicht das Gefühl des Verzichts haben zu müssen. Verzicht macht neugierig. Und Neugierde führt zu Unsinn. Das ist jedenfalls meine Erfahrung. Was bedeutet das jedoch für die Ernährung beziehungsweise für die Gewichtsreduktion? Wo ist eigentlich Schluss? Wann ist die Grenze der „normalen" Reduktion erreicht? Es gibt einige Beispiele von Menschen, die abgenommen hatten, dann aber in einen ganz anderen Strudel gerieten. Den Abwärtsstrudel, der unaufhaltsam in Richtung Magersucht führte. Und ich meine, wenn man sich derart intensiv mit dem Thema Sport und Ernährung beschäftigt, sollte man dieses Phänomen wenigstens auf dem Radar haben.

Je mehr Gewicht ich verlor, desto mehr aß ich. Das klingt ziemlich unlogisch, ist aber recht einfach zu erklären. Ich nahm deshalb immer weiter ab, weil ich mein Laufpensum ständig erhöhte. Oder es einfach intensiver wurde. Die Leistungen wurden höher, der Energieverbrauch stieg. Ich aß dieselben Dinge, nur einfach mehr davon. Weiterhin am Abend keine Kohlenhydrate. Doch irgendwann fragte ich mich: Wie soll das alles weitergehen? Und, was ich mir noch ein Jahr zuvor gar nicht hätte vorstellen können, lautete nun die Frage: „Wie nehme ich nicht weiter ab?" Mir war klar, dass ich nicht eines Tages zwei Kilo Hähnchen essen könnte, um nicht auf unter 60 Kilo abzumagern. Ich aß bereits Mengen, die eine Kleinfamilie hätten ernähren können. Nicht nur, dass das die Lebenshaltungskosten deutlich erhöhte; ich lief in eine Spirale, die sich nicht richtig anfühlte. Ich beschloss zunächst, mein Essverhalten nicht zu ändern, auch mein Laufpensum beizubehalten. Ich setzte mir jedoch die deutliche, eigene Grenze von 74 Kilo. So viel hatte ich mit Anfang 20 das letzte Mal gewogen und mich damit damals sehr wohlgefühlt. Einigen erschien es zwar als etwas zu wenig, aber für mich war es damals ideal. Bis zu dieser Zahl konnte ich gehen. Doch ich durfte dieses Gewicht nicht unterschreiten, so viel war klar. Und ich war mir bewusst, dass ich in diesem Fall auch die Konsequenzen ziehen müsste.

Nach dem Hamburg-Marathon ging mein Gewicht zunächst drei Kilo nach oben, was ich überhaupt nicht verstehen konnte. Nach Rücksprache mit einigen Ärzten kehrte jedoch

193

wieder Ruhe in mein Seelenleben ein. Man erklärte mir, dass sich in den Muskeln kleine Ödeme gebildet hatten, die recht viel Wasser ansammelten. Kleine Muskelfaserrisse, die Wasser speicherten. Dazu kommt, dass der Körper wohl gerade nach solch einer Belastung in den „Sammelmodus" geht. Auch Nahrung wird gespeichert. Für schlechte Tage sozusagen. Der Körper ist verunsichert, weiß überhaupt nicht, was mit ihm geschieht. Einer derart ungewohnten Belastung stellt er einen gewissen Schutz entgegen. Auch das zeigt, dass der Körper ein schlauer Geselle ist. Er führt sein eigenes Leben. Und nur ab und zu merken wir, was er sich wieder ausgedacht hat. Meist konfrontiert er uns nur mit den Resultaten. Leider. Jedenfalls glauben wir das. Dabei sendet er uns täglich klare Signale. Wir müssen sie nur zu deuten wissen. Das Laufen sorgt unter anderem genau dafür. Wenn wir wirklich jeden Tag laufen, lernen wir, diese Signale besser zu verstehen. Selbst die leisesten erreichen uns plötzlich. Und ich empfinde das als einen sehr großen Gewinn. Meiner Meinung nach könnten wir sogar besser und länger leben, würden wir uns mit unserem Körper genauer und vor allen Dingen regelmäßig beschäftigen. Auch deshalb kann ich nur jedem zum Laufen raten. Und jeder, der sich auf diesen Weg macht, wird recht schnell verstehen, was ich damit meine.

Nach jedem Marathon muss ich mich jedoch auch wieder besinnen. Muss mich disziplinieren, um nicht in Panik zu verfallen. Es sind jedes Mal wieder etwa drei Kilo mehr, und erst nach zwei bis drei Wochen reguliert sich der Körper wieder. Dann allerdings wiege ich meist drei Kilo weniger als vor dem Marathon. Wir sprechen hier also von einer Gewichtsschwankung von sechs Kilo. Und das Unheimliche ist, dass man von außen nichts von all dem sieht. Nur die Waage verrät es.

Einige Wochen nach dem Hamburg-Marathon zeigte die Waage plötzlich nur noch 74 Kilo an. Meine Alarmglocken begannen zu schrillen. Nun war also die Untergrenze, die ich mir selbst gesetzt hatte, voll erreicht. Ab nun achtete ich ständig auf den Ausschlag der Waage. Zu meinem Erstaunen bemerkte ich, wie sich genau dieses Gewicht langsam einpendelte. Mal waren es 75, mal 76 Kilo. Je nach Belastung und Training. Manchmal hatte ich jedoch auch einfach etwas anderes gegessen, ohne meinen Ernährungsplan komplett zu verwerfen. Ich hatte das Gefühl, dass ich mich in einer Art Feinjustierung befand. Und ich denke, an diesem Punkt wird dies bei nahezu jedem der Fall sein. Ähnlich wie bei einem Traumhaus, das man sich baut. Wenn es endlich steht, schleift man hier noch ein bisschen, verändert dort noch etwas, pflanzt noch den ein oder anderen Busch davor. Man will es perfekt haben. Ein Körper funktioniert nur nicht so statisch. In diesem Stadium reichen bereits kleine Veränderungen, dass der Körper reagiert. So ging es Wochen und Monate. Und selbst nach großen Belastungen, selbst mit weniger oder mehr Essen, waren es mal ein oder zwei Kilo mehr, dann stand ich wieder bei 74 Kilo mit einem Körperfettanteil von sieben bis acht Prozent. Auch ein kurzer Versuch, es einmal unter die 74 Kilo zu schaffen, scheiterte. Ich musste es einmal probieren, um herauszufinden, was dazu nötig wäre. Und das wäre Hungern gewesen. Und, wie beschrieben, war das ein absolutes „No-Go". So wurde dieser Versuch abgebrochen. Es gab eine Ausnahme. Ein Magen-Darm-Virus, der mich vor nicht allzu langer Zeit erwischte. Ich verlor derart viel Flüssigkeit, dass die Waage letztendlich

72 Kilo anzeigte. Und ich fühlte mich mehr als elend. Was sicher nicht nur dem Virus zu verdanken war.

Damit komme ich zu einer wieder sehr eigenen Theorie. Ich glaube, dass in unseren Genen unser jeweiliges Idealgewicht eingeschrieben ist. Es gibt Wissenschaftler, die diese Theorie teilen, wobei die Forschung hier scheinbar noch in den Kinderschuhen steckt. Gäbe es dazu nachhaltige Ergebnisse, wäre wahrscheinlich schon die halbe Pharmaindustrie pleite, die sowohl vom Über- als auch vom Untergewicht der Menschen lebt, genauso wie manche Ärzte, Krankenhäuser, Krankenkassen. Ich für meinen Teil bin mir sicher, dass wir ein „eingebautes" Idealgewicht haben. Darunter zu kommen ist relativ schwer. Darüber zu kommen eher leicht. Was wieder mit der Industrie und unserem Lebenswandel zu tun hat. Und wieder möchte ich eine durchaus gewagte These aufstellen: Würden sich mehr Menschen „freilaufen", würden wir uns alle einem natürlichen Gewicht nähern, wäre die von der Industrie gespeiste Sehnsucht nach immer schöneren, idealeren Körpern schnell erledigt. Einfach deshalb, weil es völlig normal sein würde, ideal zu sein. Ohne große Anstrengung, ohne Verzicht, ohne Experten und ohne ganze Wirtschaftszweige, die ein großes Geschäft mit dem Gewicht machen. Wir würden dann einer recht plötzlich ansteigenden Arbeitslosigkeit gegenüberstehen. Ein Problem, das man dann in der Tat zu lösen hätte. Aber immer noch besser, als weiteren Märchen zu glauben, die uns von dicken und hässlichen Entlein zu schönen, schlanken Prinzessinnen und Supermännern werden lassen.

Ich habe mir selbst den Beweis erbracht, dass es dieses körpereigene Idealgewicht wirklich gibt. Und hätte mir jemand von einer solchen Theorie im Januar 2012 erzählt, ich hätte ihn als Esoteriker mit leichtem Hang zum Irrsinn abgestempelt. Heute liegt der Irrsinn für mich eher bei all denen, die mit dem Übergewicht Millionen verdienen. Auch so haben sich meine Welt, mein Denken, meine Sichtweise verändert. Und auch das hat mich durchaus klarer und vor allen Dingen freier werden lassen. Ich mache mir keinen Stress mehr wegen der Zahl auf der Waage. Und allein das ist die größte Freiheit seit sehr vielen Jahren.

Ich war an einen Punkt gelangt, an dem man eigentlich sagen konnte: Das war eine schöne Geschichte. Da hatte ein Mann einige gute Ideen. Hat es geschafft, sein Leben umzustellen, sogar sein körpereigenes Idealgewicht zu erreichen. Über 40 Kilo weniger, rauchfrei, klarer im Kopf, erfolgreicher und leistungsfähiger im Beruf, hat endlich Frieden und Freiheit. Was will man mehr? Und Sie haben recht. Hier könnte man auch dieses Buch beenden, denn das wäre jetzt eigentlich das Happy End. Und doch ist es nicht ganz so. Denn erstens gibt es für mich kein Ende dieser Entwicklung. Das Laufen wird immer zu meinem Leben gehören. Und ich werde mir immer neue Ziele stecken. Zweitens hatte ich mich bereits für den Köln-Marathon 2013 angemeldet. Denn es war ja mein Ziel, zwei Marathons pro Jahr zu laufen. Ein Jahr zuvor war ich die ersten 42 Kilometer gelaufen. Nun sollte mit einem erneuten Start in Köln die Sache „rund" gemacht werden. Nicht, um es jemandem zu beweisen. Nicht, um mit allem abschließen zu können – sondern, um den ersten Abschnitt meines neuen Lebens noch einmal zu unterstreichen. Und um Ihnen, dem Leser, eine letzte Motivation mit auf den Weg zu geben. Um die maximale Kraft an Motivation auf die Bahn zu bringen, setzte ich mir erneut eine Zeitmarke. Ich wollte den Kölner Marathon gerne in drei Stunden und 30 Minuten absolvieren. Mehr als eine Stunde schneller als ein Jahr zuvor. Möglich oder nicht? Ganz sicher mehr als grenzwertig. Und sicher auch: An dieser Stelle ist das Scheitern durchaus erlaubt. Scheitern ist menschlich. Und bei dieser Entscheidung war mir ganz wichtig, dass es auch dieses Mal nicht um wirklich um die Zeit gehen würde. Sondern um eine Marke, die ich noch vor einem Jahr als völlig unmenschlich empfunden hätte.

Sie werden sich fragen: Warum das jetzt auch noch? Warum musste dieser Schritt nun noch sein? Steigerung um eine ganze Stunde. Wo soll das enden? Ein Jahr später dann bei zwei Stunden, 30 Minuten? In zwei Jahren Weltmeister? Vor allen Kenianern? Und Sie können sicher sein: mein ganzes Umfeld stellte mir diese Fragen. Persönlich oder auch implizit. Ich versichere, dass ich nie mehr Profiläufer werden kann und will. Dass in meinem Alter eventuell noch eine Zeit um die drei Stunden möglich ist. Mehr ist sicher nicht machbar. Und die Frage ist auch, ob das überhaupt für mich infrage kommt. Ich kann es heute noch nicht beantworten. Ich überlasse das alles, wie die ganzen letzten Monate, meiner natürlichen Entwicklung. Die Marke von drei Stunden und 30 Minuten zu schaffen war mein vorerst letztes Ziel. Und ich dachte: Wenn Du das schaffst, dann werden vielleicht wieder ein paar Menschen den Mut fassen. Werden starten. Werden den Anfang machen, die ersten Schritte, um sich „freizulaufen".

More Power *Tipp 14*

Machen Sie sich nicht zum Opfer Ihrer Waage.
Wiegen Sie sich nicht jeden Tag. Der Körper hat ein eigenes
Idealgewicht. Das werden Sie nicht für ihn bestimmen.
Wenn Sie sich „freilaufen", müssen Sie sich auf größere
Gewichtsschwankungen einstellen. Wer viel Sport treibt,
braucht viel Wasser. Und je nach Anstrengung speichert
der Körper Wasser, aber auch Nahrung. Im Zentrum sollte
nie der Druck nach immer weniger Gewicht stehen. Die
Gewichtsreduktion ist eine logische Folge des „Freilaufens".
Sie kommt von ganz allein. Wenn Sie sich an das Grund-
gerüst der im Buch mehrfach beschriebenen Ernährung
halten, gewinnen Sie nicht nur Freiheit und More Power,
sondern verlieren automatisch auch die Kilos!

199

15.

Ein Jahr, eine Stunde. Und das Leben danach

Ich bin mir bis heute nicht sicher, ob ich Filme mit Happy End oder ohne gutes Ende besser finde. Ich weiß jedoch durch meine Vergangenheit in den Medien, dass die Deutschen Heldengeschichten mögen. Besonders die, die ein gutes Ende nehmen. Ich hatte jedoch in den letzten Monaten gelernt, die Dinge in der Tat nicht wirklich erzwingen zu wollen und schon gar nicht zu können. Es sollte einfach passieren, alles sollte seinen Lauf nehmen. Oft machte ich mir Gedanken darüber, wie es eigentlich weitergehen sollte. Wenn ich einmal alle Ziele erreicht hätte, was dann? Würde ich dann in das tiefe Motivationsloch fallen, von dem ich schon so oft gehört hatte?

Ich kommunizierte mein vorerst letztes Ziel nicht mehr wirklich offensiv. Die drei Stunden und 30 Minuten für den Köln-Marathon im Oktober 2013 waren vorwiegend in meinem Kopf. Und würde ich das nicht schaffen, so wollte ich dennoch etwas schneller sein als beim Hamburg-Marathon. Es war in jedem Fall eine Steigerung möglich. Zugegeben, ich scheitere nicht gerne. Ich mag es nicht, meine Ziele nicht zu erreichen. Ich bin zwar nicht von Ehrgeiz getrieben, aber ich muss alles versucht haben. Wenigstens das. Mittlerweile hatte sich auch eine kleine Community um mich gebildet. Das Projekt hatte nun seine eigene Homepage, bei Facebook fragten mich immer mehr Menschen nach dem Stand der Dinge, einige Medienkollegen erkundigten sich, wie es denn aussehen, ob ich mein Ziel schaffen würde. Es entstand plötzlich eine Art Druck. Wo ich vorher nur für mich selbst Verantwortung trug, stand ich nun teilweise in der Pflicht. Und an dieser Stelle noch einmal der Rat: Laufen Sie nur für sich selbst. Wenn Sie mit anderen darüber kommunizieren, was wirklich wichtig ist, weil es hilft, dann tun Sie es nur, um den Weg mit anderen zu teilen. Durch die von mir selbst beschworene Öffentlichkeit hatte ich nun einige Monate der Vorbereitung mit einem gewissen Druckpotenzial vor mir. Und wäre ich nicht mittlerweile kerngesund gewesen, so wäre es sicher schwierig geworden, das Projekt einigermaßen entspannt zu beenden.

Mein Training nach dem Hamburger Marathon wurde extrem anstrengend. Der Sommer stand vor der Tür, und das heiße, schwüle Klima machte mir zu schaffen. Doch trotz teilweise weit über 30 Grad Hitze lief ich weiter. Was durchaus möglich ist, wenn man die Disziplin hat, genauestens auf den Puls zu achten. Natürlich steigt der Puls bei hohen Temperaturen sehr viel schneller, man läuft also gefühlt wie in Zeitlupe. Und an dieser Stelle wird die eigene Geduld sehr auf die Probe gestellt. In solch extremen Trainingssituationen laufe ich stets allein. Spagna und Dante haben dann Pause. Ich möchte den beiden den Irrsinn ihres Herrchens wirklich nicht zumuten. Dazu kommt, dass extreme Trainingssituationen nach extremer Konzentration verlangen. Und wenn ich Ihnen einen weiteren Tipp geben darf: Je heftiger das Training wird, desto besser schaffen Sie es, wenn Sie Ihre Gedanken ganz abschalten können. Wenn Sie in der Lage sind, fast in eine Art Trance, einen Zustand höchster Konzentration zu verfallen. Mit etwas Übung ist das möglich. Man konzentriert sich dabei zunächst nur auf die Schritte und die Atmung. Schaut ab und an nach dem Puls. Man versucht einfach nur, jeden Meter der gewohnten Strecke zu genießen, und läuft sich so in eine Art Automatismus. Dieser Zustand ist ideal, um mit großer Anstrengung und harten Bedingungen klarzukommen. Selbst Schmerzen kann man so eine Zeit lang ausblenden. Bei einem Marathon ist das besonders wichtig.

Auch meine ersten Tempoläufe über 20 sowie der erste lange Lauf über 30 Kilometer fielen in diese Hitzeperiode. Beide Distanzen wurden zu einer heftigen Angelegenheit. Bei den Tempoläufen über die Halbmarathondistanz bekam ich Kreislaufschwierigkeiten. Obwohl ich vor und nach dem Lauf unglaublich viel Wasser trank, fehlte dem Körper Flüssigkeit. Ich glaube, dass man um solche unangenehmen Nebeneffekte kaum herum kommt. Vielleicht im Laufe der Zeit, wenn man über mehrere Jahre solche Trainings absolviert hat, wenn der Körper darauf eingestellt ist.

Besonders schwer wurden die Langdistanzen. Anders als beim ersten Marathon und auch bei der Vorbereitung zum Hamburger Lauf brauchte ich dieses Mal mehrere Anläufe, um überhaupt über die 30 Kilometer zu kommen. Ich war bestens trainiert, ich fühlte mich kräftig genug, alles war eigentlich besser als zuvor. Und doch fehlte mir bei zwei Anläufen die Kraft und auch der Wille. So musste ich abbrechen. Viele erliegen in solchen Situationen dem eigenen Ehrgeiz, laufen trotzdem weiter, quälen sich und laufen Gefahr, sich dadurch ernsthafte Verletzungen zuzuziehen. Davor sei an dieser Stelle gewarnt. Auch wenn sich in diesem Buch einiges nach Ehrgeiz anhört: Mein Ehrgeiz geht immer nur so weit, wie es die Gesundheit zulässt. Und nur so weit, wie ich in meinen Körper hineinhören kann. Und er sagte mir zweimal deutlich: Heute ist nicht der Tag! Ich akzeptierte es. Und nur einen Tag nach dem zweiten Anlauf bekam ich eine Magen-Darm-Grippe. Seit zehn Jahren hatte ich so etwas nicht mehr bekommen. Und es raffte mich derart nieder, dass ich mehrere Tage völlig außer Gefecht gesetzt war, dabei über fünf Kilo verlor und völlig geschwächt erst eine Woche später wieder langsam mit dem Training begann. Mein Körper hatte gut reagiert. Er hatte den Virus schon richtig eingeordnet, bevor die Krankheit ausgebrochen war. Hatte mich vor Überanstrengung geschützt. Es gibt sicher schönere Dinge als einen Magen-Darm.Virus in der Hochphase des Trainings für den vielleicht entscheidenden Marathon mit Bestzeit. Aber ich bin trotzdem dankbar. Ich habe gelernt, auf meinen Körper zu hören. Sensibel genug zu sein, seine Signale einordnen zu können. Das war mir in den letzten 25 Jahre völlig verloren gegangen.

Nachdem ich mich erholt hatte, klappte es endlich. 34 Kilometer in einer Zeit, die Hoffnung aufkommen ließ. Ich war auf Kurs. Ich wusste: Drei Stunden und 30 Minuten waren möglich. Aber es würde eine Grenzerfahrung werden, auch das war mir klar. Schon zu diesem Zeitpunkt. Ein weiterer Rückschlag ereilte mich kurz vor dem Marathon. Mein „Treiber" und Freund Klaas wollte den Köln-Marathon eigentlich ebenfalls laufen. Seine Freundin Claudia den Halbmarathon. Eine Woche vor dem großen Ereignis bekam Klaas die Diagnose, dass seine beiden Füße derart entzündet seien, dass eine Teilnahme für ihn unmöglich wurde. Er war klar, dass ich die Strecke so oder so allein bewältigen musste. Aber Klaas war immer eine Art Rettungsanker für mich gewesen, und dieser Anker fiel nun weg.

Der 13. Oktober 2013 sollte der Tag werden, an dem meine bisherigen Erfahrungen noch einmal verändert wurden. Ich hatte bei der Anmeldung die Wunschzeit 3:30 angegeben. Und so fand ich mich im Top-Starterfeld wieder. Ich stand beinahe direkt hinter der Abteilung der Top-Profis aus Kenia, und auch noch im selben Block. Allein das fühlte sich unglaublich an. Ich hatte nicht gewusst, dass diese Zeitangabe diese Konsequenzen haben würde. Und nun stand ich da. Vor eineinhalb Jahren, als Dicker, Raucher, Antisportler, stand ich noch irgendwo auf einem Feld in Köln-Longerich. Und heute? Neben der Weltelite. Fast unwirklich. Und plötzlich wuchs ich mindestens zehn Zentimeter über mich hinaus. Sie können sich dieses Gefühl nicht vorstellen. Sie müssen es einfach selbst erleben.

Klaas hatte einen Entschluss gefasst. Er wollte mich mit dem Rad auf der Strecke begleiten! Und das, obwohl es ihm gesundheitlich nicht gut ging. So drückte er seine Freundschaft, seinen Respekt aus. Wofür ich ihm immer dankbar sein werde. Freunde hatten sich angemeldet, und meine Frau wollte mich gleich an drei Punkten der Strecke abpassen. Was ich in den letzten Monaten an Respekt, Wertschätzung und Zuwendung erfahren habe, ist unbeschreiblich. Und im Moment der härtesten Prüfung waren alle für mich da. Und nur deshalb startete ich mit voller Kraft, mit Zuversicht und Stolz.

Die ersten Kilometer spulte ich mit Freude und einem enormen Willen ab. Ich machte mächtig Tempo und fühlte mich sehr gut. Die Bedingungen waren leider alles andere als optimal. Leichter Regen, kühl und unglaublich windig. Bis Kilometer 30 lief mir alles locker von der Hand. Freunde jubelten mir zu, Köln war wie immer gut drauf, eine tolle Stimmung. Ich lief ständig an der Grenze und war mir sicher, es schaffen zu können. Ich kam auf eine lange Straße, unendlich lang, kaum Menschen und mächtige Windböen. Und als ob es Klaas gewusst hatte, tauchte er genau jetzt auf. Sehr ruhig und motivierend redete er auf mich ein. Immer wieder fragte ich ihn, ob ich noch in der Zeit sei. Ich wollte die drei Stunden und 30 Minuten, ich wollte sie unbedingt. Klaas blieb ruhig, verbreitete gute Laune und versorgte mich mit Kohlenhydraten, meine Reserven waren aufgebraucht.

Ab Kilometer 38 begann der bisher schwierigste Kampf meines Lebens. Schmerzen, wenig Wille, kaum noch Motivation. Ich lief nur noch wie in Trance. Wieder und wieder war es Klaas, der Zuversicht gab, Halt, Kraft.

Immer wieder biss ich, immer wieder holte ich kurze Kraftschübe aus den Beinen, immer wieder mobilisierte ich alles an Reserven. Einige Meter vor dem Ziel schaute ich auf die Uhr. Drei Stunden und 29 Minuten. Sofort wurde mir klar, dass es nur noch eine Chance gab, mein Ziel zu erreichen: Vollgas! Und so bäumte ich mich ein letztes Mal auf und musste gleichzeitig die Tränen zurückhalten. Das Scheitern drohte, obwohl ich alles gegeben hatte. Plötzlich konnte ich den roten Teppich sehen. Es waren nur noch einige Meter. Wie in Zeitlupe stolperte ich ins Ziel. Die Uhr stoppte bei drei Stunden, 30 Minuten und 50 Sekunden!

Ich war für einen Moment über mich hinausgewachsen. Ich hatte tatsächlich eine Punktlandung geschafft. Einen Last-Minute-Sieg über mich selbst. Und auch jetzt muss ich wieder sagen: Die Nettozeit war eigentlich Nebensache. Ich musste durch klare Fakten einfach sehen, was möglich ist. Dass es durchaus machbar ist, sein Leben positiv auf den Kopf zu stellen. Dass es möglich ist, für seine Ziele so zu kämpfen, wie man es nie zuvor getan hat. Und am eigenen Körper zu sehen, dass Veränderung möglich ist. Und die eigene Bestätigung spielt dabei meiner Meinung nach eine zentrale Rolle. Was kann der größte Lohn sein, wenn nicht die Bestätigung der eigenen Leistung? Und so werde ich immer wieder dafür sorgen, dass ich Zielen hinterherlaufe. Nicht, um noch besser zu werden, nicht, um noch schneller zu werden, nicht, um es irgendjemandem zu beweisen. Sondern, um weiter gesund zu bleiben. Um nicht zu verlernen, meinen Körper zu spüren. Um weiter einen guten Lauf zu haben. In allen Lebenslagen.

In Köln ist es Herbst geworden. Der Marathon liegt nun einige Wochen zurück. Bereits einen Tag nach diesen 42 Kilometern bin ich wieder losgelaufen. Langsam, mit Bedacht. In den letzten Tagen habe ich schon wieder etwas an Geschwindigkeit zugelegt. Spagna und Dante liegen nach den heutigen 17 Kilometern und einer langen Dusche, um sie vom Schlamm zu befreien, dösig auf ihren Plätzen. Die letzten Blätter fallen in unserem Garten, die Marathon-Saison ist für dieses Jahr abgeschlossen. Ich blicke auf die letzten Monate zurück, schaue alte Bilder von mir an. Das erste Mal sehe ich die monatliche körperliche Veränderung. Und heute habe ich die letzten Kleidungsstücke in XXL in die Altkleidersammlung gegeben. Äußerlich bin ich ein anderer Mensch geworden. Aber was noch viel wichtiger ist: Meine Einstellung zum Leben hat sich komplett verändert. Im Januar 2012 war ich mir nicht darüber bewusst, was sich alles wirklich verändern würde. Wie sich mein Weg gestalten würde. Welche Hürden ich nehmen musste. Ich überließ es dem Zufall und meiner inneren Einstellung. Wenn man beginnt, sich „freizulaufen", sollte man nicht sofort ein hohes Ziel haben. Das engt ein, macht alles andere als frei. Einfach loszulaufen, die ersten Schritte in die Freiheit zu genießen, das kann ein großes Glück sein.

Ich habe heute einen Aschenbecher auf unserer Terrasse weggeworfen. Unsere Gäste hatten ihn benutzt. Er war mit

Regenwasser gefüllt. Ein Mix aus Wasser und alten Kippen. Vor einigen Monaten war das noch meine ganz normale und alltägliche Welt. Heute ist meine Welt eine andere geworden.

Auch wenn Sie heute noch nicht wissen, wo sie das „Freilaufen" hinführen wird, auch wenn das Ende – das es ja eigentlich gar nicht gibt – nicht vorhersehbar ist, auch wenn es Ihr Leben völlig auf den Kopf stellt: Machen Sie sich trotzdem auf den Weg. Natürlich können Sie auch weiter rauchen, weiter mit Übergewicht leben, sich weiterhin kaum bewegen. Auch das ist eine Alternative. Wenn Sie aber einmal einige Schritte gemacht haben und spüren, wie eine Veränderung einsetzt, wenn Sie spüren, wie jeder Schritt für mehr Power und Freiheit sorgt, dann werden Sie den Gedanken nicht mehr loslassen, einfach weiterzulaufen. Ich wünsche es Ihnen von Herzen.

Vielleicht treffen wir uns eines Tages bei einem der diversen Marathons dieser Republik. Vielleicht begegnen sich unsere Hunde, während wir laufen. Vielleicht sehen wir uns eines Tages im Supermarkt oder an der Tankstelle. Und wenn nur eine dieser Begegnungen mit den Worten: „Ich habe mich freigelaufen" endet, dann habe ich das größte Ziel von allen voll und ganz erreicht.

More Power *Tipp 15*

Sollten Sie auf die Idee kommen, doch einmal bis an die Grenzen zu gehen, und vielleicht auch Ziele definieren, die äußerst grenzwertig sind, so schaffen Sie sich „Vertrauensanker". Suchen Sie sich Verbündete, die Ihnen helfen. Sie müssen nicht alles allein schaffen. Das Laufen kann Ihnen niemand abnehmen. Sich anders zu ernähren, das schaffen nur Sie. Nicht mehr zu rauchen, das liegt in Ihrer Hand. Aber Höchstleistungen sind immer Teamarbeit. Ein Weltmeister im Laufen erntet zwar den Ruhm, und das gehört sich auch so. Aber er sucht sich das Team aus, das ihn dabei unterstützt und begleitet. Auch wenn der Laufsport ganz bewusst kein Mannschaftssport ist, so ist es beim „Freilaufen" ein Muss, nicht allein zu sein.

Nachwort

Kurz vor dem Marathon in Köln nahm ich Kontakt zu meinem Journalistenkollegen Hajo Schumacher auf. Er ist mir seit Jahren als brillanter Schreiber und Moderator, als Talkshowgast und seit einiger Zeit auch unter seinem Pseudonym Achim Achilles bekannt. Bei Spiegel Online schreibt er regelmäßig über das Laufen. Er ist quasi der Vollprofi, eine Art Superstar unter den laufenden Journalisten. Bei ihm holen sich 15.000 Menschen jeden Tag bei Facebook Tipps, Prominente fragen ihn um Rat, Achim interviewt sie teilweise bei einem gemeinsamen Lauf. Ich hatte schon länger das Gefühl, dass wir uns in Sachen Laufen sehr ähnlich sind. Um sicher zu gehen, habe ich einfach bei ihm nachgefragt. Und er hat geantwortet. Aber lesen Sie selbst:

Mike Kleiß: *Als ich vor zwei Jahren mit dem Laufen startete, das Rauchen beendete, die Ernährung umstellte, machte ich das zunächst nicht freiwillig. Irgendetwas in mir sagte: „Alter, wenn du jetzt nix machst, gebe ich dir noch zwei Jahre." Ich habe mir sozusagen selbst Angst gemacht, ich brauchte nicht mal einen drohenden Arzt! Du bist heute ein Star in der Laufszene, wie hat es bei dir angefangen?*

Achim Achilles: Durchaus ähnlich. Nach dem 40. Geburtstag kommt die panische Phase, wenn es plötzlich mal überraschend zuckt in der linken Körperhälfte und automatisch diese Infarktfantasien aufsteigen. Druck und Angst sind allerdings keine dauerhaft wirksamen Motivatoren. Ein wenig Freude an der Bewegung hilft gewaltig. Deswegen sollte sich jeder einen Sport suchen, der ihn oder sie wirklich kickt: Laufen, Skaten, Kajak, Klettern, Yoga – egal was, Hauptsache, die Leidenschaft entflammt.

Hinter „Lauf dich frei" steckt ja so etwas wie eine Philosophie, eine Haltung. Ich bin der Meinung, dass jeder mehr Freiheit erlangt, wenn er regelmäßig läuft. Einen freien Kopf bekommt, besser von Süchten – Zigaretten, Industriezucker, um nur zwei Beispiele zu nennen – lassen kann, man wird freier beim Überwinden diverser innerer Schweinehunde im Alltag. All das gibt mehr Kraft. Was ist deine Philosophie?

Meine Philosophie lautet: Gelassenheit. Ich habe mich mein ganzes Leben lang mit Verboten, Plänen und Anweisungen herumgequält. Mal basische Ernährung, mal Körperreinigung durch Atmen, mal hammerharte Intervalltrainings – kann man alles machen, weil man sich selbst kennenlernt. Aber eines Tages ist dann hoffentlich die Fähigkeit entstanden, einfach mal auf seinen Körper zu hören. Der mag sich einen Tag mal austoben, am nächsten dann ausruhen. Das Vertrauen in die eigene Bauch-Intelligenz ist ein großes Geschenk.

Einen Marathon zu laufen war zunächst gar nicht meine Motivation, nicht mein Ziel. Und plötzlich schlich sich dieser kleine, miese

Gedanke dann doch ein. Und ließ mich nicht mehr los. Wer sich mit
dem Thema Marathon beschäftigt, etwas recherchiert, wird irgend-
wann auch auf dich stoßen. Was macht für dich die Faszination
Marathon aus?

Marathon bedeutet natürlich zuerst einmal Sozialprestige. Einer, der 42 Kilometer am Stück läuft, gilt in unserer Gesellschaft als zäher Hund. Man wird bewundert. Das tut gut. Aber
wenn ich ehrlich bin, habe ich gar keine Lust, vier Stunden
am Stück zu laufen: Die Hälfte reicht mir völlig, und das findet mein Körper auch. Natürlich ist es eine Leistung, die Wi-
derstände ab Kilometer 30 mit Willen und Leidensbereitschaft
zu überwinden. Aber warum? Wofür? Ich habe meine Marathons genossen, aber noch mehr genieße ich einen flotten
Lauf über zehn Kilometer. Reicht völlig, um sich auszutoben.

Du bist mit vielen Prominenten gelaufen, hast viele interviewt. Wer
und welche Geschichte hat dich am meisten berührt? Und warum?

Ich habe großen Respekt vor Läufern mit Down-Syndrom,
wie die vom Laufclub 21 in Fürth, von denen die Medizin
viele Jahre behauptete, ihr Stoffwechsel würde nie eine lange Strecke mitmachen. Ich bewundere Menschen über 70, die
einen Marathon schaffen, aber auch Übergewichtige oder
Suchtkranke, die sich an das Projekt 42 machen.

Viele Prominente, viele Topmanager haben das Laufen für sich
entdeckt. Sie wären eigentlich perfekt als Vorbilder, als Motiva-
toren für Menschen, die sich noch nicht so richtig aufraffen
konnten. Warum sprechen sie so selten darüber?

Achtung, Denkfehler! Gerade Super-Performer wie Manager neigen dazu, ihre Denk- und Verhaltensmuster aus dem Job auf die Freizeit zu übertragen. Mit der gleichen Verbissenheit, die die Berufskarriere befördert hat, wird auch der Marathon angegangen: Zahlen, Pläne – und wer's nicht schafft, ist ein Versager. So kann man das Laufen betreiben, aber ich halte es für zerstörerisch, an Körper, Geist und Seele. Die Lust besteht vielmehr darin, Pläne und Ziele auch mal zu ignorieren, die frühen Sonnenstrahlen zu genießen, ein paar meditative Momente im Wald zu erfahren oder ein gutes Gespräch mit einem Freund. Die Bestzeit-Dimension ist die naheliegendste, aber auch langweiligste Form des Laufens.

Auf meinem Weg, auch während ich dieses Buch geschrieben habe, ist mir aufgefallen, dass es schlicht zu viele Experten gibt. Richtig ätzend wird es, wie ich finde, wenn dann noch der erhobene Zeigefinger dazu kommt. Je tiefer man in die Materie einsteigt, desto mehr Trainings- und Ernährungspläne ballern auf einen ein. Ich finde, das ist eher eine Hürde! Wie siehst du das?

Ich habe ungefähr acht Jahre gebraucht, um zu kapieren, dass all diese Pläne und Systeme und vermeintlichen Wunderrezepte nur Vorschläge sind. Für einen bestimmten Menschen in einer bestimmten Situation zu einer bestimmten Zeit mag der Plan XY genau der richtige sein. Für viele andere aber nicht. Ich gucke mir die ewig gleichen Innovationen ganz entspannt an, freue mich, wenn ich wieder einmal Altbekanntes entdecke, und konzentriere mich dann wieder auf das Wesentliche: gesund bleiben.

*Ich habe mir immer wieder ein neues Ziel gesetzt, sogar bevor ich
das alte erreicht hatte. Am Anfang wollte ich nur zehn Kilometer
schaffen. Nachdem fünf Kilometer locker gingen, meldete ich
mich für den Halbmarathon an. Und weil ich gerade so im
Anmeldewahn war, machte ich gleich den Marathon klar. Wie
wichtig sind Ziele? Was motiviert dich?*

Die Phase hatte ich auch mal. Das vergeht. Viel spannender
finde ich inzwischen Bergwanderungen, Kajak-Touren oder
Triathlons. Mir geht es inzwischen darum, soziale Kontakte
durch gemeinsames Bewegen zu intensivieren. Bei einem
Lauf kann ich mit meinem Kumpel quatschen, bei einer
Bootstour in der Wildnis meine Frau neu entdecken, bei einer Bergtour mit meinem Sohn so intensiv reden, wie wir es
im Alltag nicht schaffen. Wie schnell wir waren, wie viele
Kilometer oder Höhenmeter wir geschafft haben, ist doch
völlig egal. Hauptsache, ich habe mich meinen Nächsten
nah gefühlt.

*Es heißt ja immer: Laufen ist eine günstige Sportart. Hose,
T-Shirt, Schuhe, fertig. Mehr braucht es nicht. Dachte ich auch!
Und nun habe ich mehr Laufklamotten als Anzüge im Schrank.
Und ich mag Anzüge! Wie wichtig ist das richtige Equipment?*

Ich gestehe: Ich bin ein totaler Equipment-Fetischist. Ein coo-
les Outfit hat den großen Vorteil, dass ich mich darin zeigen
will. Es gibt also durchaus einen positiven Zusammenhang
zwischen Equipment und Trainingsfreude. Neue Klamotten
motivieren. So einfach ist das bei mir.

Wie sieht eigentlich ein perfekter Lauftag von Achim Achilles aus?
Inklusive Essen, Erholung und allem, was für dich dazugehört?

Südtirol, Spätsommer, sechs Uhr morgens, ein entspannter Trab durch die Weinberge mit dreimal fünf Minuten Gymnastik, Kraft-Stabilisationsübungen. Um acht Uhr Frühstück mit der Familie, dann eine Wanderung über drei Stunden. Baden oder Abhängen auf einer Wiese. Die Familie fährt mit dem Auto zurück, ich 90 Minuten mit dem Rennrad. Nickerchen, dann Sauna und Whirlpool mit den Kindern oder Angeln. Die gefangenen Fische am offenen Feuer grillen, dazu Bier. Um 22:30 Uhr beim Vorlesen mit den Kindern einschlafen.

Dr. Klein hat im Interview am Anfang bestätigt, dass man durchaus jeden Tag laufen kann. Ohne Tage mit Laufpausen. Wenn man gut auf seinen Körper hört. Wie ist deine Haltung dazu?

Alles ist gut, was nicht wehtut. Nach einem guten Jahrzehnt Ausdauersport weiß ich, was ich meinem Körper zumuten kann. Abwechslung findet er prima, vor allem Schwimmen tut mir sehr gut. Jeden Tag laufen ist doch langweilig, oder?

Was gibst du den Menschen mit auf den Weg, die sich entschlossen haben, loszulaufen?

Immer so trainieren, dass man eigentlich noch etwas länger könnte. Da freut man sich aufs nächste Mal. Gerade Anfänger machen den Fehler, sich zu viel zuzumuten. So kann es zu Verletzungen kommen, oft wächst dann auch die Unlust.

Bewegung macht nur Sinn, wenn sie Freude bereitet. Zwang und Druck sind verheerend.

Danksagung

Wenn man einen neuen Weg beschreitet, weiß man oft nicht genau, wo dieser Weg endet. Es ist ab und zu ganz gut, nicht immer ein Ziel zu haben. Für das eigene Umfeld ist das recht schwierig, weil man nicht verlässlich sagen kann, wann und wie das alles endet. Das kostet oft Nerven. Ich hatte immer Ziele im Leben, sowohl beruflich als auch privat. Im Januar 2012 hatte ich nur ein einziges Ziel: gesund zu werden. Und ich hatte Glück! Mein gesamtes Umfeld hat meinen Weg mitgetragen, ohne zu murren, mit viel Motivation, mit viel Verständnis. Ich habe Wertschätzung und Respekt erfahren, was heute leider nicht immer selbstverständlich ist. Dafür möchte ich mich bedanken.

Danke an die Partner, die mich bestens versorgt haben, mit Rat und Tat und perfektem Material. Brooks Running, Sebamed, Bose und vor allen Dingen Gore Running und Hannu Haslach fürs Kümmern! Besonderen Dank an Polar Deutschland für den ruhigen Puls! Karen Siems. Sie hat sich um mein Herz „gekümmert". Danke an das Team von Südstadt Sport in Köln-Longerich. Euer Rat hat sehr geholfen!

Danke an Axel Böhmer. Sie haben mich auf Ihre Art zu einem neuen Mike Kleiß gemacht und waren ein ständiger Motor. Karin und Frank Neumann, die lebende Ruhe- und Wellnessoase auf Fehrmarn. Schön, dass Ihr Freunde geworden seid.

Ich danke meinen Hunden Spagna und Dante, die mich all die Kilometer durch Sonne, Sturm, Regen, Eis und Schnee begleitet haben. Immer mit einem sanften Schwanzwedeln. Ich liebe Euch dafür, für immer.

Danke an meinen Vater, der ein guter Zuhörer war, ein wunderbarer Motivator. Es ist gut, dass es Dich in meinem Leben gibt. Großmutter Hildegard für die besten Rinderrouladen der Welt, immer dann, wenn ich nach dem langen Lauf unendlichen Hunger hatte. Meinem Großvater Hans, der schon lange nicht mehr lebt. Der mir jedoch die Liebe zur Sprache schenkte. Und ohne Sprache kein Buch. Du fehlst! Meinen Schwiegereltern für die leckersten Bulgogi-Grillnachmittage, die meine Eiweißreserven wieder aufgefüllt haben. All den verrückten Menschen meiner Facebook Community, die mich immer wieder angetrieben haben. Klaas Hamstra und Claudia, ohne Euch hätte ich nicht einmal einen Halbmarathon geschafft, schön dass es Euch gibt, ich werde Euch immer für so viele Momente dankbar sein. Kai Panitzki dafür, dass Du den Weg für dieses Buch geebnet hast. Es ist gut, Dich als Freund zu haben, Monsieur! Sebastian Grebe und Hildegard Brendel für die Umsetzung und das hilfreiche Feedback. Johanna Wack für das wunderbare Cover dieses Buches. Fabio Borquez für ein perfektes Auge, für große Fotokunst. Herzlichen Dank an Dr. Paul Klein, den Vereinsarzt des 1. FC Köln, für Sicherheit, Klarheit und gesunde Füße.

Achim Achilles alias Hajo Schumacher für wertvollen Support unter Dauerläufern. All den Pressekollegen und Freunden, die mir immer wieder wertvolle Hinweise gegeben haben. Vielen Dank allen Freunden, die mich immer wieder motiviert haben, die ihren Respekt in Worte fassen konnten.

Der wichtigste Dank gehört meiner Frau Sina. Die einen dicken Mann geheiratet hat und nun einen dünnen Mann hat. Die kein mageres Hühnerfleisch mehr sehen kann, keine Marathongeschichten mehr hören kann. Danke für Deine Geduld und Deine Liebe. 사랑해

221